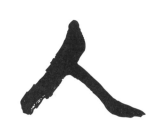

人为什么会生病

1

项金明 著

辽宁科学技术出版社

· 沈阳 ·

图书在版编目（CIP）数据

人为什么会生病. 1 / 项金明著. —沈阳：辽宁科
学技术出版社，2022.11
ISBN 978-7-5591-2654-2

Ⅰ．①人… Ⅱ．①项… Ⅲ．①中医学－发病学 Ⅳ．
①R228

中国版本图书馆CIP数据核字(2022)第145113号

人为什么会生病1

插画作者	符琳
总 策 划	曹海芹
特约编辑	周诗鸿
出版发行	辽宁科学技术出版社
	（地址：沈阳市和平区十一纬路 25 号　　邮编：110003）
印　　刷	广东盈润彩印有限公司
幅面尺寸	170mm×240mm
设计制作	深圳市阅悦文化科技有限公司
印　　张	16.5
字　　数	299 千字
出版时间	2022 年 11 月第 1 版
印刷时间	2022 年 11 月第 1 次印刷
责任编辑	郭莹　邓文军
责任校对	王玉宝

书　　号	ISBN 978-7-5591-2654-2
定　　价	98.00 元

我从小就接触传统医药，家乡有上百种中药，如黄芩、防风、远志、赤芍等，当时初步接触的目的是采中药材来换钱，可能这就是缘分的开始吧。第二个缘就是自己儿时身体不太好，伯父和伯母都是乡村医生，闲聊时，我问伯母，号脉就能看病吗？她说那得要背脉诀。所以，我刚进大学没多久就买了本《濒湖脉学》来背，当年的好奇促成现在梦想的实现，对我临床工作起到了很大的帮助。临床工作多年后，有所悟，开创出用物理知识解释中医，其中包括将热胀冷缩的原理应用到外感病、消化系统、女性的子宫等，通俗易懂，能让百姓更好地了解自己生病的原因，所以我的第一本书深受读者好评，经常有读者来咨询并问及第二本书什么时候出版，我也不敢怠慢，将平时总

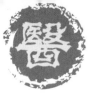

结的临床经验和感悟一并记录下来，并及时更新。这本书就是本人多年的临床经验和知识积累，现在终于能够分享给广大读者了。

其实百姓问的问题就是我悟的开始，我希望能通俗易懂地讲给他们听，使他们明白：为什么要冬吃萝卜夏吃生姜，为什么要少吃寒凉的水果，为什么要少吃冷饮，为什么作息要有规律，为什么睡觉时不要有对流风等，这些都是我们生活中常见的问题。

在创作过程中，我最想感谢十几年来一直支持我并被我治愈的老朋友们，尤其是"华为人"，我被邀请去华为公司给他们普及知识，看到他们的认真态度和渴望得到健康养生知识的神情，我就增添了动力，从而毫不懈怠地总结防病、治病的方法。本人每天接诊患者一百人左右，工作量较大，每每下班后感觉精疲力竭，因而平时写作时间有限，再加撰写此书有些匆忙，书中难免有不足之处，恳请广大专家和读者批评指正。喜欢这本书的读者，关注我的微信公众号，可以浏览很多我主讲的视频。

项金明

第一章

谈谈我的从医体悟

第一节 从医的缘分 …………………………………… 002

第二节 我学医的方法 ………………………………… 004

第三节 医者要有恻隐之心 …………………………… 011

第四节 医者要有耐心、细心 ………………………… 015

第五节 千年传承的医理 ……………………………… 019

第六节 中医的未来一定是美好的 …………………… 021

人体是有机的整体 …………………………… 021

天人合一的统一性 …………………………… 021

辨证论治 ……………………………………… 022

未病先防，既病防变 ………………………… 023

第二章

生活中的常见疾病

第一节 中医讲的"风"及其疾病 ……………… 026

通风不当，新鲜空气成邪风 ……………… 027

幼儿园的孩子为什么容易感冒 ……………… 029

"风"引起的常见病 ……………… 031

头痛（神经性头痛） ……………… 031

面瘫 ……………… 034

感冒 ……………… 039

荨麻疹 ……………… 043

第二节 中医讲的"寒"及其疾病 ……………… 048

小孩为什么会腹痛 ……………… 053

"寒"引起的常见病 ……………… 053

咳嗽 ……………… 053

哮喘 ……………… 057

鼻渊 ……………… 061

腹泻（肠易激综合征） ……………… 068

痛经 ……………… 073

水肿 ……………… 077

第三节 中医讲的"暑"及其疾病 ……………… 083

空间狭小，天气闷热易中暑 ……………… 083

顶着烈日行走在大街上易中暑 ·················· 084

不要等口渴了才喝水 ····················· 084

"暑"引起的常见病 ····················· 085

中暑 ······························ 085

第四节 中医讲的"湿"及其疾病 ·············· **087**

湿气来自环境 ························ 090

湿气吃出来 ························· 091

不运动湿气不出 ······················ 092

情绪不佳湿气易停聚 ···················· 092

"湿"引起的常见病 ···················· 094

湿疹（皮肤病和小儿湿疹） ··············· 094

风湿（痹证） ······················ 097

带下病（妇科炎症） ·················· 104

阴痒 ··························· 108

热足症 ·························· 112

第五节 中医讲的"燥"及其疾病 ·············· **116**

为什么秋天容易出现咽干咳嗽 ·············· 116

秋燥时节去燥有窍门 ··················· 119

"燥"引起的常见病 ···················· 121

脱皮 ··························· 121

第六节 中医讲的"火"及其疾病 ·············· **123**

胃火：身体的第一把火 ·················· 127

肝火：身体的第二把火 ·················· 128

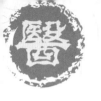

心火：身体的第三把火 ……………………………… 128

肺火：身体的第四把火 ……………………………… 129

"火"引起的常见病 ………………………………… 130

鼻衄（鼻子出血） ………………………………… 130

口疮 ………………………………………………… 132

便秘 ………………………………………………… 138

痤疮 ………………………………………………… 143

带状疱疹 …………………………………………… 149

中耳炎（脓耳、耳鸣） …………………………… 154

痔疮 ………………………………………………… 159

肠痈（阑尾炎） …………………………………… 166

第三章

妇 儿 的 常 见 疾 病

第一节 小儿疾病的认识 ………………………… **174**

小儿常见病 ………………………………………… 176

小儿发热 …………………………………………… 176

小儿消化不良 ……………………………………… 181

小儿抽动症 ………………………………………… 185

小儿腹痛 ……………………………………… 188

新生儿黄疸 …………………………………… 190

小儿疝气 ……………………………………… 194

小儿自汗 ……………………………………… 195

小儿呕吐 ……………………………………… 197

小儿腹泻 ……………………………………… 201

小儿过早发育（早熟）………………………… 203

第二节 女性疾病的认识 ……………………… **209**

怀孕期间应该注意什么 ……………………… 209

哺乳期为什么不能生气 ……………………… 213

女性的宫寒都有哪些体现 …………………… 214

女性月经不调能否吃黄体酮 ………………… 215

人流给身体带来的伤害 ……………………… 216

女性常见病 …………………………………… 218

产后风 ………………………………………… 218

妊娠恶阻 ……………………………………… 225

妊娠出血 ……………………………………… 227

肥胖（腹大臀大）…………………………… 228

症瘕（巧克力囊肿）………………………… 231

不孕不育 ……………………………………… 234

崩漏 …………………………………………… 237

闭经 …………………………………………… 243

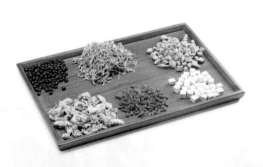

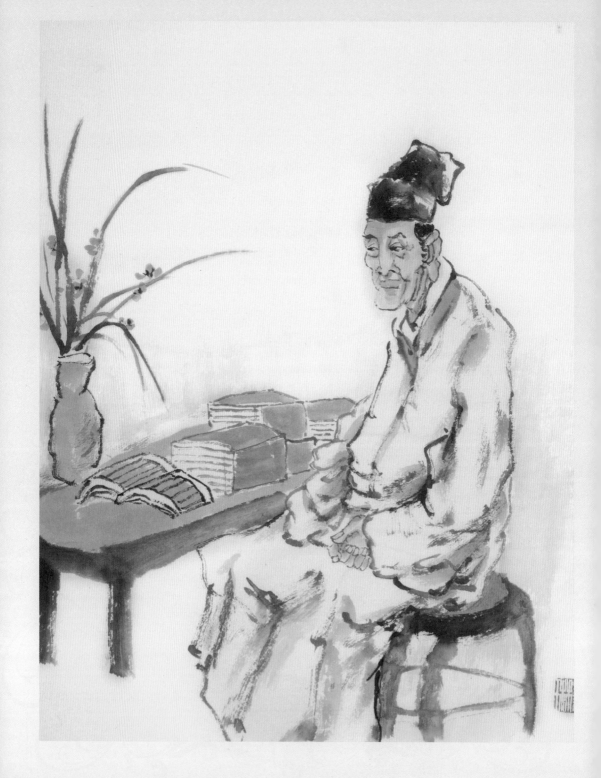

第一章

谈谈我的从医体悟

选择从事医疗行业——这个与生命相关的工作的人,内心深处都有一段自己的故事。很多时候,由于生活的种种压力,我们会忘记自己当初选择的初衷,可是,一旦提笔,每个人都有说不完的心里话。本章介绍了本书作者从医的缘起,以及作者在中医专业领域内自学的一些方法。在结合临床的实践经验时,还有作者对所从事行业出现问题的反思。

中医的望、闻、问、切神秘而奇妙,配伍用方蕴含着博大精深的文化,本章带我们走进中医,细看一位中医传承者的成长历程。

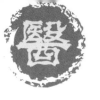

第一节

从医的缘分

　　我出生在内蒙古，我的伯父是一名乡村医生，在当地小有名气，经常给人看病开药，用的药大部分是自己去山里采摘的中药。我幼时家境贫寒，所以，经常随伯父去山里采药，以补贴家用。

　　伯父是领我进入中医大门的老师，他崇尚经典，为人又比较风趣，给患者讲解病情时，总是化繁为简，将深奥的病理知识像说家常一样讲给患者听，讲给我听。在伯父潜移默化的影响下，我一直觉得，中医不难，中医很有趣。而伯父这种将复杂的中医理论结合生活中简单的常识讲给患者听的做法，对我的影响很是深刻，在我开始自己的中医职业生涯后，我也像他当初那样，将为什么会生病、如何预防这种疾病等讲给来找我看病的患者听。可以说，伯父既是我学习中医的启蒙老师，也是我后来给患者看病治病的重要导师。

　　伯父认为，学中医，认识中药是基础。所以，在正式学习中医之前，我是先学的中药。内蒙古中药很多，伯父看病所用的中药，很多都是自己去山里采摘、炮制的。我幼时贪玩，伯父为了引导我学习中药，常常将中药的药名、药性、功效等编成各种故事，以便于我学习和记忆。待到稍大一些，跟着伯父采摘中药补贴家用，除了去山里认识和采摘中药外，还在伯父的指导下，学习如何处理、炮制中药。如此，在伯父精心的指导下，我和中医结下了不解之缘。

许多人在高考后选择专业时，在迷茫中选择了中医，或者是因为尊重家里人的意见而选择的中医；主动选择中医，以中医为执念，认为自己唯一适合的只有中医专业的人，可能并不是很多。我一直为自己能有幸学习中医而感恩，因为伯父的影响，对中医也一直深以为念，正是因为这种感恩和执念，所以我学习中医，不仅认真，更是感觉很快乐。

《西游记》是我们这一代人童年的记忆，里面有一段孙悟空为朱紫国国王"悬丝诊脉"的故事。小时一直觉得这个情节神乎其神，因此，在选择大学的专业后，我做的第一件事，就是买到《濒湖脉诀》。听伯父的嘱咐，将《濒湖脉诀》倒背如流。为了感受脉诀中形容不同脉的感觉，连续两个暑假，一直跟在伯父身边。伯父看完诊，告诉我患者是什么情况，我都会凑上去，请求也摸摸患者的脉。因为都是父老乡亲，所以，这些人都很包容，不仅愿意让我摸脉学习，还愿意跟我说说他们的病情。

后转至天津中医药大学学习中医，也是在这里，遇到了几位和伯父一样崇尚经典的老师，在他们共同的影响下，我在大学毕业前，熟读、熟背了很多中医经典，至今仍然感激那个时候激励我的亲人和老师，正是有了他们的指路，在我少不更事的时候，帮助我打下了良好的中医基础，我才有了如今的些许成就。

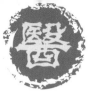

第二节

我学医的方法

1. 与很多学医的人不一样，我并没有太多临床学习的经验，没有另外再拜过哪位名医为师。和大家不同的可能是我渴求中医知识的欲望太过强烈，敢于在自己身上用药、针灸。这种行为，让我在认识中草药的基础上，更加深刻地感受用药、针灸后自己身体的反应。

大学熟记的经典是早期看病开药的基础，那些熟记的经典让我如同站在老祖宗的面前，在他们的指导下看病。例如，有患者说，"医生，我没什么其他的毛病，就是想哭"。她一说完，我脑海中就出现一句汤头：甘草小麦大枣汤，妇人脏躁性反常，精神恍惚悲欲哭，和肝滋脾自然康。于是，自然就给她开了甘草小麦大枣汤加减。再如，有一患者说腿痛，不但腿痛，膝关节在上楼时也会出现疼痛，经了解，他疼痛的腿曾经受过外伤。于是，我马上想到"正气存内，邪不可干，邪之所凑，其气必虚"，根据临床症状诊断这是外伤后易引起风湿痹证，于是，"独活寄生艽防辛，归芎地芍桂苓均；杜仲牛膝人参草，冷风顽痹屈能伸"，方子就出来了。

这样的例子还有很多。初从医者，因为并没有太多的临床经验，如何能精准地诊断和开方，就取决于"四诊"和《汤头歌诀》的熟悉程度。直到今天，我从中仍然受益良多，因此，我一直跟身边学医的朋友强调背诵经典的重要性。

学医就像建高楼，根基不稳，即便建成的高楼耸入云霄，也一样会崩溃倒塌。现在中医院校毕业的学生，很多学医5年，临床2年，仍然看不了病，很大的原因就是基础不牢。该记的都没记住，该背的都不熟练。中医"四诊"的"望闻问切"，中药的性味归经、主治功效等都记不住，这些基础都不牢固，如何又能辨证开方呢？当然，目前的中医院校毕业出来的学生之所以这样，和大学的教育也有关系。我一直强调学好中医一定要以经典为基础，可是，现在的大多数中医院校都将经典改为选修。原本必须要熟记的知识不仅不是必修，反而改为选修，大大降低了经典对学中医者的影响。

我在大学时期的一位老师曾经对我们说："学医者，一定要读《黄帝内经》，从《黄帝内经》中参透一些道理能受用终生。"我对老师的说法是很认同的，想要学好中医，必须是以经典为基础的。不是说医学院临床各科不对，而是，经典是对中医基础学的补充和升华，想要当好一名好的中医师，离不开经典。

2. 有人问过我：项医生，你那么年轻，学医是不是有什么特殊的方法？

前面我介绍过，我并没有太多临床学习的经验，也没有另外再拜过哪位名医为师，除了背诵经典，再就是敢于实验和多思考。

中医是来源于人们生活智慧的结晶。中医哲学讲究"天人合一"，所以，我常常将自然现象和生活中的现象与临床中的情况相结合。例如，小孩子磨牙的案例。因为我是在内蒙古长大的，从小对牛、羊比较熟悉。我们都知道，牛、羊这些食草动物经常会出现反刍现象，它们通过这种方式，将草料返回嘴里咀嚼，分泌唾液帮助消化。遇到小孩子磨牙，我也会想到，是不是因为小儿的脾胃不好，所以夜间磨牙，分泌唾液帮助消化？于是在临床中遇到这种情况时，就试着用一些健胃消食的药，还真的挺管用。

生活中的很多案例可以在中医里解释，比如内文中我反复提到的"热胀冷缩"的原理等。多思多用，将生活中的情况与病患的病情症状相结合，不仅易于让患者理解中医的理论，加深他们的印象，修正他们的生活习惯，还能打开自己的思路。

医生对绝大多数的病情，都应该有一套系统的、归纳好的"病情发展变化表"，就是对一种疾病的发生、变化、转归等各个流程都应该清楚。如果能做到这样，医生在给患者开方用药的时候，就能提前告诉患者可能会发生的一些情况，不仅可以提高患者对医生的信任感，还能提高自己用药的精准度。例如，经常有一些感冒、咳嗽的小孩过来看诊，我看完诊开完药后，针对一些症状比较特殊的孩子，会叮嘱家长：小孩吃完药1小时左右可能会有点发烧的迹象，您不要担心，继续给小孩服药。于是，经常会有家长打电话告诉我：项医生，您真是太神奇了，我们家小孩真的是吃完药后1小时就有点发烧了。有些疾病的发展、转归，医生是可以预料得到的，如果医生能将疾病在用药的一些反应提前告知患者，在病情发生这样预料到的情况时，患者才不会惊慌，而且，患者还会因为医生的"料事如神"，对医生能治好疾病更加有信心。

我虽然没有拜师，可是我仍然有很多老师，临床中，我也遇到过很多用药效果并不明显的案例。几年前，我就遇到过一个荨麻疹的病例。中医认为，荨麻疹多跟个人情志不舒、郁久化热或体质虚弱、阴血不足致阴虚内热有关，加上风邪外侵，导致内不得疏泄，外无法透达，以致皮肤腠理之间，因邪正相搏出现皮肤瘙痒的症状。临床中，考虑风邪为主要原因，主要以祛风为主，用药考虑荆芥、防风等祛风药。再根据患者的实际情况，考虑是风邪加湿邪，或风邪加热邪等，再辅用芦根、连翘、牛蒡子、蝉蜕等解表药。一般患者在用药1周后都会有所缓解，持续用药调理体质可慢慢根治。深圳由于地理、气候的原因，荨麻疹比较常见，在刚开始接触这一类病症时，用药效果时好时坏。苦于没有良师指导，在用药中，只能自己摸索，根据患者的情况慢慢改善用药。遇到的那位患者，就属于用药效果一直都不太明显的一例。因为跟患者沟通得一直都比较好，再加上我本人也一直比较关注这种用药效果不佳的患者。因此，我们一直都保持联系。

有一天，这位患者找到我，告诉我说，他因为回老家处理一点事情，巧遇到一位当医生的朋友，在咨询荨麻疹的时候，朋友介绍了一位老中医，老中医问诊后给他开了方，他用药后效果非常明显。因此，回深圳后，一有时间就过来找我，把老中医开的处方给我带过来，让我学习参考。

我看了老中医的处方，除了有防风、荆芥等祛风的药外，还有在治疗荨麻疹的时候，我很少用到的鳖甲、紫草、浮萍、白蒺藜等中药。在查看这位患者朋友用药的效果后，我试着将这些药用到其他患荨麻疹的患者身上，效果真的很明显。就这样，我从一位素未谋面的老中医身上，学到了他的经验和方法。

临床中，因为我和患者的关系都保持得很好，一些在我这里治疗效果不明显的患者，如果在遇到效果更好的用药处方时，还会回来特意告诉我，他如今恢复得如何，用的是什么药。这种借助别人

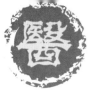

的处方总结、提高自己对某类疾病的用药效果的事我经历了很多次。在这里，要对很多同行的医生，对信任我、关心我的患者朋友们表示衷心的感谢！

3. 我个人认为，学好中医，还有一点最重要的原因，就是选择中医的人，他本身一定是热爱中医的。我本人因为儿时伯父的影响，对中医有着强烈的执念，这股执念，不仅影响我如何学习中医，还影响我如何当一名真正的中医师。

由于中医自身发展相对滞后和市场竞争激烈，许多中医医院已经被西化，且大有不可逆转之势，这不仅给中医学的继承和发展带来了难以挽回的损失，也使中医教育陷入了一个进退两难的尴尬局面：大多数中医药大学毕业的学生没有真正将掌握的中医理论运用到临床实践中，甚至除了他们之外的大多数中医医院（包括中医药大学附属医院）的中医从业人员，很多也是采取西医的检查手段和治疗方法处理、解决工作中的实际问题。单纯用中医理、法、方、药治疗疾病的情况较少。久而久之，中医的基本功不扎实，古中医书籍、中医汤药方剂大部分被遗忘，更不用说能辨证地用偏方去治疗疾病。很多选择学习中医的学生，包括我自己，在学校的时候，接受了很多西医检测、确诊等知识的学习。但是，对中医的"四诊"却了解得很少，了解到的大多数是书上能看明白的，或从老师的经验、从医者的经验中结合书本上的知识去学习的，能利用中医辨证论治的方法应用到临床的却很少。这些东西大部分是要在实习期和毕业第一年的时间里，跟随坐诊的医生请教学习的。

读师范的学生，读书期间，不仅学习专业知识，还会有实战的培训学习，经过实习期的锻炼，那些认真学习、志愿当老师的学生一般都能够站在讲台上开始自己的教师生涯。但是，医学生不是，中医学生尤其不是。所以刚毕业是中医学生最迷茫的一个阶段。刚毕业的人，因为本身能力不足，再加上从业环境的影响，很多都偏离了传统中医的道路。

我在深圳六区社区健康服务中心（以下简称"社康"）工作了8年，刚进入六区社康时，我所在的社康门诊很不看好中医，我去之前，六区社康甚至都没有中医部门、中医医师。究其原因，就是西医的药效快、利润高，所以，无论医疗单位或是就诊的患者，都对西医的认可度更高。生活中，也有一些人对中医是认同的、信任的，他们也喜欢、愿意看中医，吃中药。但是，利益驱使使得一些医院过多地依靠西医已成一种趋势，人们往往看重西医，看轻中医。市场经济下，医院为了寻求生存，医院的决策者们不得不采取有利于医院生存的措施，中医医院也不例外。这对后期临床实习的中医学生造成了"中医无用"的影响。于是，无论医疗单位还是从医者个人，都慢慢向"发展西医、学习西医"的道路靠近。那些原本认同中医、信任中医的人，在大的环境下，连选择就医的权利都失去了。

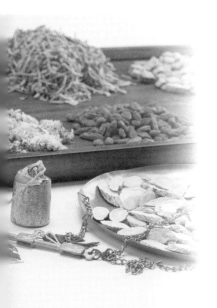

可是，中医是不是无用呢？中医真的效果就一定慢吗？中医医生是不是连生存的空间都没有了呢？当然不是！我在六区社康工作了8年，8年的时间，中医门诊部从一个没有设置的部门成长为社康最受患者好评的部门，每天前来选择中医看病治病的朋友能从门口排队到门外的大马路上。中医的效果不慢，针灸、艾灸等中医理疗方法，能让一

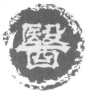

些受病痛折磨的患者马上减轻痛苦。中医行业不缺乏生存空间，只是在目前的医疗环境下，要改变这种状态，需要我们中医医生付出很大的努力。医生，永远不可能是一个会使人暴富的行业，但是，如果你真心诚意为患者看病治病，如果你有足够的能力帮助患者看好病，我想，养活自己，让自己活得有尊严是绝对没有问题的。

中医是有生存空间的，它是中华民族智慧的结晶。可是，目前我们很多中医从业者，自己都对自己的所学、所用不认可、不信任。这种不信任从教育延伸到临床，从临床影响到所有人。现在中医药大学在中医硕士、博士研究生教育方面，几乎到了"全盘西化"的程度。学校在学生的培养上对中医不信任，偏西化，再加上很多学生对传统中医药理论掌握得不好，他即使喜欢中医，也信任中医，但是，如果不能遇到一个让他坚定这种喜欢、信任的老师，他也很难很好地继承和发展中医。

摸脉、开中药，不如西医手术、大型仪器设备检查和治疗操作等带来的经济效益，这是不争的事实。大多数中医临床上的西化，不仅不能让中医学生有效利用已有的中医知识，甚至还影响中医学生将大部分热情和精力投入到考取西医研究生的复习中，以便将来能够获取更好的发展空间。不仅造成中医教育资源的浪费，影响中医生存和发展的空间，对于患者来说也有极为不利的影响。幸运的是，如今倡导发展中医的声音越来越多。中医行业中，以中医为主、西医检测为辅的医生也越来越多。希望在以后的从业路上，遇到更多真正热爱中医，理智选择检测设备以助中医辨证论治的医生。更希望我们的教育行业，能培养出真正热爱中医，真正能做到用中医"悬壶济世"的医者。学习中医，从事中医，最重要的不是你是否足够聪明，一定是你足够热爱、足够坚持。

第三节
医者要有
恻隐之心

　　医生的一言一行，一举一动，都关系到患者的病情发展。作为一名医生，基本的职业技术和责任心之外，最重要的，还需要有恻隐之心。人有恻隐之心才能见他人遭遇不幸而心有所不忍，才能对别人的痛苦感同身受，才能全力以赴想方设法为患者解除痛苦。而这些才是临床工作中，我认为最能促进医生进步，决定医生高度的理由。

　　我治疗过一位强直性脊柱炎的患者，初次见到他时，给我留下深刻印象的不是他已经很严重的病情，而是一个年轻人对自己生病的身体很无奈、很绝望的表情——正是意气风发的年纪，应该站在自己的舞台上挥斥方遒，而他，却连行走都需要人搀扶，还被所谓的权威专家断定：这辈子只能坐轮椅！

　　在医生和患者之间，患者属于弱势群体，通常来说，医生就是患者的"上帝"。所以，医生的每一句话，都有可能被患者当成"圣旨"。诚然，医生也有束手无策的时候，但是，但凡一个有恻隐之

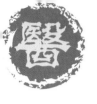
心的人，都不会轻易地让患者知道非常绝望的诊断结论。即使迫不得已，病情已经没有转圜的余地了，不是还有只告诉家属，不让患者知情的案例吗？

医生在临床之时若没有恻隐之心，不能以高度的责任心认真对待，很容易产生"医过"，造成新的致病因素，给患者带来极大的危害。

首先，危害最大的就是目前媒体多次报道的关于抗生素的滥用。

抗生素主要针对细菌感染，所以又常被称为抗菌素。除了针对细菌感染，抗生素还可以治疗一部分支原体、衣原体等微生物感染。根据药性不同，抗生素可分为十多类，常用的有青霉素类、红霉素类、头孢类、喹诺酮类等。抗生素从发现到使用，挽救了很多人的生命，在人类与疾病的对抗中起到了很重要的作用。可是，抗生素虽然可以有效地控制感染性疾病，但它不是万能的。国家将抗生素列为处方类药物，本身就说明抗生素需要在医生指导下使用，不能擅用。

我们说国内医疗行业对抗生素的使用达到了滥用的程度，什么叫滥用呢？凡超时、超量、不对症使用或未严格规范使用抗生素，都属于抗生素滥用。我之前看过一个报道，说世界卫生组织调查显示，中国住院患者抗生素药物

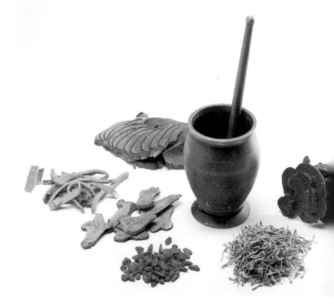

使用率高达 80%，其中使用广谱抗生素和联合使用两种以上抗生素的占 58%，远远高于 30% 的国际水平。这组数据的来源不可考了，只是曾经无意中看到一篇报道，我觉得数字触目惊心，就记录在笔记本上。可是，8 年在临床一线的工作经验以及日常生活中的所见所闻告诉我，抗生素超量、超范围地使用在国内确实已经达到了令人触目惊心的程度。

为什么会出现这种情况呢？

抗生素疗效快。

抗生素类药品自问世以来，由于其疗效好、见效快，临床应用十分广泛，逐步渗透到日常用药中来。例如，感冒、咳嗽、发烧，很多都是打一瓶吊针就会有明显的效果。一方面，患者只关注用抗生素后的疗效，甚至只追求使用抗生素的用药效果，而不了解、不关注使用抗生素的副作用，促使医生不得不首选使用抗生素。另一方面，部分医生医术不精，为了追求诊疗效果，在给患者诊疗时，也会首选抗生素来使用。于是，在追求用药见效快且明显的情况下，人们很容易忽略抗生素本身的副作用，就出现滥用的情况。

医疗体制推动。

过分地使用抗生素，归根究底和医疗体制的"医药不分""以药养医"有很大的关系。医生的价值不能通过自身的技术来体现，他需要养活一家老小，需要有收入，于是，部分医生为了追求经济利益，在给患者看诊治疗时，主动给患者多用抗生素。

患者对抗生素缺乏正确认识。

在药商广告、个别医生的宣传下，许多患者虽然表示知道抗生素有副作用，但不清楚具体包含哪些药，而对滥用抗生素有危害的说法更是知之甚少。例如"阿莫西林"的广泛使用。"阿莫西林"

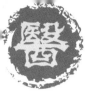

本身就是抗生素，这一类药在欧美等发达国家是需要严格按照医生处方的用法用量、计算后售卖给患者的。可是，在我们国家，"阿莫西林"成为很多家庭的必备药品，感冒、发烧更是习惯性地吃2片，将其当成包治百病的消炎药用。

于是，一方面，患者对抗生素缺乏正确的认识，只看用药后的效果，导致抗生素泛滥使用；另一方面，医生出于自保或由于医术不精，也主动给患者用抗生素。于是，慢慢地，出现一种奇怪的现象：当医生不愿意给患者用抗生素，不愿意使用吊针时，患者本人还不愿意。2013年，甚至还发生了因为医生不愿意给发烧的孩子用吊针，反而遭家长暴打的事件。

正确地认识抗生素，正确地使用抗生素，需要我们医生共同努力。医疗行业的人都知道，随着抗生素的普遍使用，会让越来越多的细菌产生耐药性。原来有特效的抗生素对耐药菌的作用越来越小。而每一种抗生素投入使用，没有被杀灭的细菌就会产生对这一抗生素的抗体，成为耐药菌。这种耐药性既能横向被其他细菌所获得，也能纵向遗传给后代。

而且，部分医生的什么疾病都来点抗生素的做法，会使人体本身成为一个耐药菌库。一旦发生耐药细菌的感染，即使从来没有使用过抗生素药物的人，同样可能面临抗生素治疗没有效果的局面。

当好一名医生，一定要有恻隐之心，这份恻隐之心不仅要求医生要能感同身受地去感受患者的痛苦，还要求医生要高标准地要求自己，要求自己精益求精，要求自己不断提高技术。只有医生本人的技术更精湛了，在问诊用药的时候，才会对自己有更多的信心，才能取得患者的信任，才能在各种诱惑前坚守自己为医者的良心和道义。

第四节

医者要有耐心、细心

很多现代人都有焦虑症，在求医问诊中，一些人根本静不下心来听医生讲解病因和注意事项。整个问诊过程中，一些患者无数次打断医生的思路，也会出现医生反复讲解的情况，对方由于注意力不集中，医生讲的所有的话都像一阵风吹过。风过了无痕，无数次重复询问。

我经常跟我的同事讨论特殊的病例。每次讨论后，我们总会聊到现在的医患关系。我们从医者，不单单要看"人生的病"，更要学会如何去看"生病的人"。是的，同样的几个字，不同的排序，其意义完全不一样。"人生的病"指的是这个人得的病要如何去开方治疗，我们的重点是病；而"生病的人"指的是这个人为什么会生病，是什么原因导致他生的病，我们的重点是人。

临床中，我不仅会给有需要的患者开方治病，还会细细嘱咐他是什么原因导致的这个问题，以后需要注意什么，才能避免这些症状。我一直认为，这才是患者认可我的主要原因。因为他们来到我这里看病，是稀里糊涂地带着问题来，清晰明白地带着方法走的，不仅身体的不适能解决，内心的焦躁不安也能平息。心安的结果是双向的，他们感恩医生，我感恩他们的信任。

医患之间，也会出现很多的误会，有些患者原本就带着不信任过来看诊，他根本不给医生时间，质疑就开始了。我也遇到过很多这样的问题，也会委屈，也会反复地"拷问"自己：明明我已经很用心了，明明我在努力地想帮他解除病痛，为什么他不给我时间、不理解我。明明我已经很用心，很确定这样用药是对的，为什么他的效果依然不如我所想……

某天晚上，我突然想到，因为我看的是病不是人。因为，我还缺乏耐心。从那以后，临床治疗中，我突然又多了一层新的感悟，看病开药又多了一些新的思路。于是，临床中，我开始特别注重情绪对病情的影响。

医者除了要有耐心外，还需要细心。这种细心不仅表现在给患者看诊开方上，还需要表现在跟患者沟通药物的说明和使用上，尤其是中医师。

当医生肯定是要细心的，尤其是中医师。中医诊断不像西医有具体的数据可参考，主要来源于医生的经验和对患者信息的整合。所以，一定要做

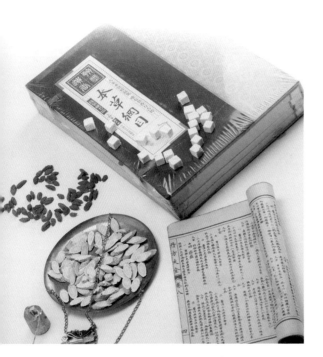

到细心，才能减少误诊的可能。为什么我要特意强调这份细心还要表现在跟患者沟通药物的说明和使用上呢？这是因为在临床中遇到太多自己随意服用中成药，或服用西医医生开的中成药后，导致身体不适的案例。

板蓝根、风寒感冒颗粒、京都念慈庵蜜炼川贝枇杷膏等中成药是很多家庭的必备中成药。之所以成为必备，是因为中成药疗效确切，而且副作用较小。人们身体出现不适，自己对应着症状就可以买些药吃。

其实中药讲究辨证，讲证候，同一种疾病包含不同的证型。例如，感冒可分为风热、风寒、暑湿、气虚、阴虚等证，胃部疾病也可分为胃寒、胃热，如果将药物用于相反证型的治疗，虽然同是治疗感冒、胃痛的药物，也不会有效果，更是不合理的。如果选择不正确，不但不能保证治疗效果，还可能会产生副作用。

所以说，中成药的广泛应用，既是对中医的肯定，但同时，也会给中医带来很多不安。为什么？《医师报》第287期的一篇报道："据不完全统计，我国约70%的中成药是由综合医院的西医医生开出的，北京市18家三级以上综合医院与部分中医医院调查结果显示，西医开具中成药处方不合格率高达43.4%。"

除一些人自己对照证候用药外，43.4%的中成药处方不合格率让人触目惊心。这些数字是由西医医生开出的处方，外行的西医大夫开中药，不是非常专业，弄不好不仅帮倒忙，还有可能因为所用的是中成药的原因，让患者对中成药产生不好的印象。

例如，桂枝茯苓胶囊（茯苓、桂枝、牡丹皮、桃仁、芍药），这是老祖宗留下的经典方，很多医生都知道能治疗乳腺增生、乳腺纤维腺瘤、子宫肌瘤等肿瘤，但是一些医生在应用时却不一定能很

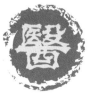

好地区分哪种体质的患者适合用这个经典方。如果错误使用，就会对患者的健康造成不良的影响。

再如，常见感冒分为风热、风寒两类，大家常用的感冒药也分为寒性和热性，热性病应该选择寒性的药物，如果用反了，不但对治疗没帮助，还会加重病情。如鱼腥草合剂、蛇胆川贝枇杷口服液等是治疗风热型疾病的药，但如果用来治疗风寒型疾病，对患者会非常不利；再有，某些中药会和西药发生化学反应，影响药物的功效，甚至产生毒副作用，例如，呈酸性的中药五味子，与呈碱性的西药胃舒平（复方氢氧化铝）同时服用，会产生酸碱中和反应，因而会降低药效。

中成药也是中药，所以用药必须遵循中医辨证论治的原则。如果不能对症使用中成药，西医最好不要随意开方，致使中成药的临床使用存在安全隐患。而中医医生在给患者开药用药时，也需要细心地跟患者沟通好药物的作用功效。一方面，让患者知道自己用药的效果和可能会出现的情况；另一方面，也是希望通过医生个人的影响，让身边更多的人知道，中成药同样需要辨证论治才可服用，而不是像糖果似的，认为随意吃了对身体影响不大。帮助对中成药存在误解的人们重新确立正确的认识。另外，也呼吁各大医院重视中成药的合理使用问题，并进行中医基本常识的普及，同时，也可以制定常见病的中成药临床使用指南，保证人们的用药安全。

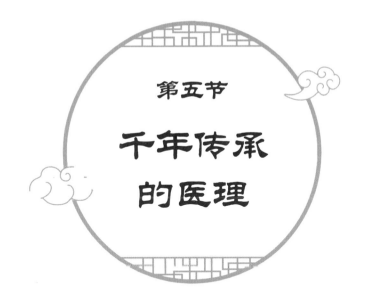

第五节

千年传承的医理

从清末到新中国成立初期，由于各种原因的影响加深了人们对中医的怀疑与误解，甚至一度有并未深刻了解中医的文人、医生喊出"取缔中医"的口号。这些事件的影响，以及西医本身在中国的迅速发展，极大地影响了中医的生存与发展。教育的改革，中医教育的现代化，似乎让中医只有以西医提倡的科学化的标准为准则，才有一席生存空间。服务华夏民族几千年的中医文化就这样出现衰落的现象，这是无法否认的现实。很多选择学中医的人，已经学中医面临工作的人，甚至已经工作的中医从业者，可能都会思考，中医还有未来吗？

中医当然是有未来的，只要你真心热爱它，能够不气馁、不放弃，坚持自己的理念，努力提高自己的专业技能，在研究它与疾病做斗争的过程中发现它的神奇和有趣，你就是中医的未来。

我出生于 20 世纪 80 年代初，作为中医很年轻，很多朋友和患者希望我能多写一些关于自己如何在短短几年间，成为一名每天门

诊量过百的 "名医" 的经历。起初我很惭愧，不愿意写，因为并不认为自己是一位多么了不起的"名医"，只是做了一名医生必须该做好的本职工作，只是每天和人世间千千万万的医生一样，尽自己的能力帮助身体不适的人解决病痛。而这一切，是我和我的同事们每天都在做的事情，是我们为医者的使命，并没有什么值得拿出来说的事。后来，在朋友的劝导下，我写下了这些文字，简单地介绍了一些我从医的一些浅薄认识，可能有一些很有道理，有一些并不正确。希望说得不对的地方，做得不好的地方，读者能多多指正。感恩，敬谢！

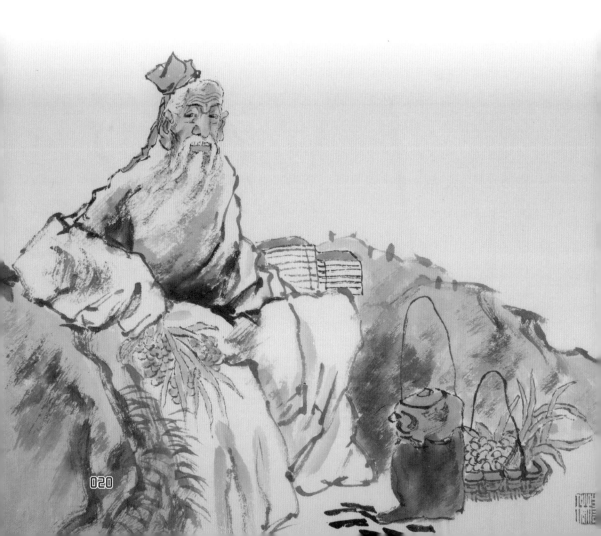

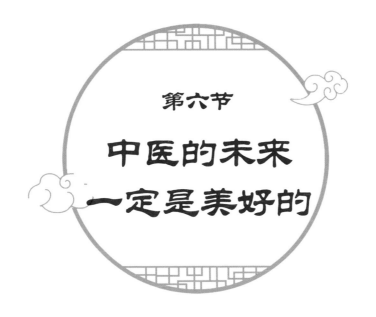

第六节

中医的未来一定是美好的

人体是有机的整体

中医认为人体是一个有机整体，脏器、组织、器官在生理上相互联系，保持协调平衡。正常的生理活动一方面要靠脏腑组织发挥自己的功能，另一方面又要靠它们之间相辅相成的协同作用和相反相成的制约作用，才能维持生理平衡。人体各个部分是以五脏为中心，通过经络系统有机地联系起来，构成一个表里相连、上下沟通、协调共济、井然有序的统一整体。因此，中医认为，人体局部的病理变化往往与全身脏腑、气血、阴阳的盛衰有关。诊断时，可以通过外在的变化，判断内脏的病变。治疗时，对于局部的病变，也应从整体出发，确定治疗方案。

天人合一的统一性

首先，人与自然的统一：人类生活在自然界中，自然界存在着

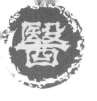

人类赖以生存的必要条件。同时，自然界的变化（如季节气候、昼夜晨昏、地区方域等）又可以直接或间接地影响人体，因此，中医有四季养生的说法。

其次，人与社会的统一：人体的生命活动，不仅受到自然环境变化的影响，还受到社会环境变化的制约。政治、经济、文化、宗教、法律、婚姻、人际关系等社会因素，必然通过与人的信息交换影响着人体的各种生理、心理活动变化，因此，人需要主动适应社会，调整自己的情志。

最后，人与自身的统一：人自身是一个整体。中医认为人本身就是一个巨大的草药库，当人出现疲劳、紧张、心烦等亚健康症状的时候，中医通过针灸、点穴、按摩、拔罐等方式调理人体的气血，激发人体内的潜能，培养人自身的免疫能力，以达到提高自我痊愈能力的目的。

辨证论治

中医学不强调致病的病原体是病毒或是其他微生物，"辨证论治"是中医认识和治疗疾病的基本原则。其中，证是机体在疾病发展过程中的某一阶段的病理概括。它包括了病位、病因、病性以及正邪关系，反映出疾病发展过程中某一阶段的病理变化的本质，因而它比症状更全面、更深刻、更正确地揭示了疾病的本质。辨证，就是将四诊(望、闻、问、切)所收集的资料、症状、体征，通过分析、综合，判断为某种证。论治，就是确定相应的治疗方法。中医治病首先着眼于证，而不是病的异同，因此，同一疾病表现出不同的证候，治疗方法就不同；而不同疾病，只要证候相同，便可以用相同的方法治疗，这就是"同病异治、异病同治"。这种针对疾病发展过程中不同的体质用不同的方法去解决的法则，就是辨证论治的精神实质。

未病先防，既病防变

中医学在治疗上历来以防重于治。未病先防，又称无病防病，无病先防。是指在人体未发生疾病之前，充分调动人的主观能动性，以增强体质，颐养正气，提高机体抗病能力，同时能动地适应客观环境，采取各种有效措施，做好预防工作，避免致病因素的侵害，达到防止疾病发生的目的。

既病防变，又可以说是有病早治，防止病变。古称"差后防复"，是指疾病刚痊愈，正处于恢复期，但正气尚未得元，因调养不当，旧病复发或滋生其他病者，事先采取的防治措施。或指疾病症状虽已消失，因治疗不彻底，病根未除，潜伏于体内，受某种因素诱发，使旧病复发所采取的防治措施。

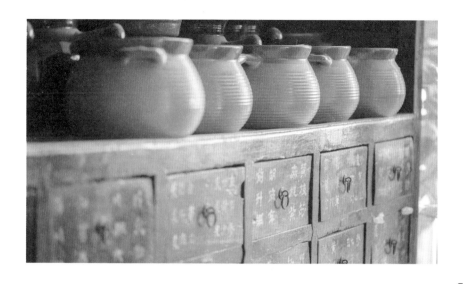

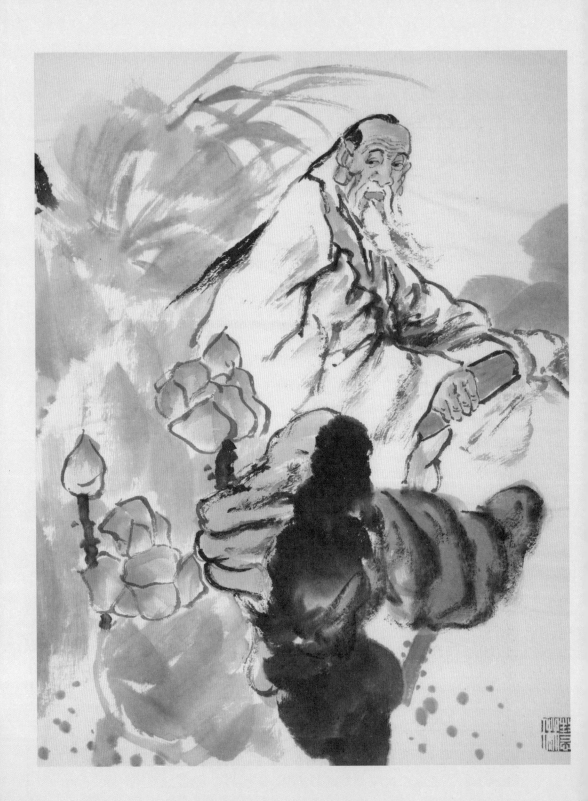

第二章

生活中的常见疾病

生活中，我们把风、寒、暑、湿、燥、火6种外感病邪统称"六淫"。风寒暑湿燥火在正常情况下称"六气"，是自然界6种不同气候的变化，是万物生长的条件，《素问·宝命全形论》中说，"人以天地之气生，四时之法成"，就是说人依靠天地之间的大气、水、食物而生存，按照自然规律生、长、化、收、藏而生长发育。人们在生活实践中逐步认识了六气的特点，产生了一定的适应能力，所以生活中所接触的风、寒、暑、湿、燥、火不易致病。当气候发生异常，以及气候变化过于急骤，在人体正气不足、抵抗力下降时，风、寒、暑、湿、燥、火才能成为致病因素，侵犯人体而生病。所以古人说"从之则苛疾不起，逆之则灾害生"。

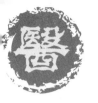

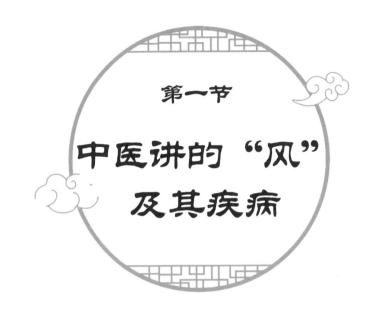

第一节

中医讲的"风"
及其疾病

　　风为中医病因学的概念，又被称为风邪，是导致多种疾病发生的重要因素。寒、湿、燥、暑、热等外邪，多依附于风而入侵人体。因此，风被列为"六淫"之首。中医认为，风邪为外感病症的先导，因此，《素问·风论》中有这样总结："故风者，百病之长也""风者，百病之始也"。

◈ 什么是贼风
◈ 日常生活中常见的"风"
◈ 多通风是否科学
◈ 风为什么是"百病之长"
◈ 通过外风了解对应的内风
◈ 中风和受风的区别

　　风为百病之长，有善行数变、游走不固定的特点。风有内、外风之分，外风指的是自然界中的风，也是我们所要避讳的。

自然界的风会给人体带来哪些症状呢？因其善行数变、游走不固定的特征，比如由它带来的头痛，其疼痛位置也是不固定的，一会儿这里痛，一会儿却是那里痛。外风如果防护不当就变成了贼风。古人有一句话叫：虚邪贼风，避之有时，恬淡虚无，真气从之，精神内守，病安从来。所以说贼风，即外风，我们一定要避住、防护住。

但外风，偏偏又是老百姓最容易忽略的，比如晚上开窗睡觉，感觉小风吹进来，屋里空气清新，气温适宜，非常舒适。但是当你睡着以后，阳气内守不能帮身体防卫了，这个时候就很容易受风，第二天早晨一觉醒来可能会出现大人嘴㖞斜了、小孩感冒发烧了等情况。因为窗子打开了，屋里的温度是不恒定的，所以很容易受凉。即使是开一条小缝的做法也不妥，因为外面的大气压是恒定的，而一条缝隙压进来的风，是很"利"的。

通风不当，新鲜空气成邪风

生活中的很多误区都是由于人们对"通风"这个词的错误理解，有的人打开客厅的门窗，认为要多对流、多通风。那么，究竟应不应该通风呢？答案是肯定的！那么，要如何通风，才能既保证新鲜空气的吸收，又能避免邪风入侵呢？

正常的通风，就是家里没人的时候，把门窗都打开，换一下空气，但是家里有人的时候，尤其是在休息状态下，我们一定要把门窗闭严。有些老人家有老寒腿的，要是对着风吹，很容易发病，屋里的小孩如果跑着出了汗，也容易受风发烧。空调、风扇也是如此，如果觉得热的话，可以开隔壁屋的或客厅里的空调。

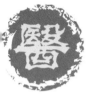

有很多人就疑惑了："平时我吹风为什么没问题，突然某一天吹风就有问题了呢？"因为我们平时体质比较好，但是如果那段时间上班比较累，熬了夜，心情不太好，或饮食不太好，人处在比较虚弱的状态下，再对着风吹，抵抗力防不住它就导致生病了。所以平时应小心为是，尽量不要直接地对着风吹。

有人说，身体感冒、体质虚弱时要多通风、透气，只有把房间里的细菌、病毒都排除了，人才会恢复健康。这其实是一种错误的理解。人感冒、体质虚弱的时候，抵抗力本身就差，而风又很容易通过不同的部位侵犯机体，加重外感，因此，这个时候的通风、透气不仅不会让患者早日恢复健康，反而有可能加重病情。

除了这些，我们刚吃完饭、汗流浃背的时候，不能马上到户外去，因为刚吃完饭，热量正在往外发，毛孔都打开了，一吹风很容易感冒。还有儿童在外面跑玩打闹，出了一身汗，毛孔张开着的状态下，这时候对着风吹，也特别容易感冒。

通风是有必要的，但是通风要根据时间、环境、身体状况而定。

从时间上来说，春冬时，可以在家里没人的时候开窗，以置换新鲜的空气；家里有人的时候，就不要开窗开门了，因为很容易受风受凉。古人说"春生夏长，秋收冬藏"就是这个道理。

从环境方面来说，吃完饭、运动刚结束……在刚出汗的情况下，也是不宜吹风的。人发热时，身体的毛细血管就会扩张，如果此时吹风，就容易被风邪所侵而出现感冒。小孩出汗后，父母最好用干毛巾帮他擦干身体，再给他换上干衣服，以避免孩子外出吹风受凉。

自然界的风，有几个地方是我们要加以注意的。比如当我们爬山爬到山顶时，山顶上的风是最大、很刺骨的。因为越往高处走，空气的流动性越大，我们在爬山的过程中产生了很多热量，要通过出汗来散热，结果毛孔打开了，这时再吹风，就很容易生病。所以爬到山顶的时候，不能将衣服散开或减衣服，而是要加衣服，或者是不让自己停下来，赶紧往山下走。还有去海边玩的时候，也要特别小心，要加衣服，千万别受风了。

除了户外、家里，小朋友在教室里，尽量不要对着风扇吹，尤其是在上完体育课后，坐在座位上，头顶有风扇在扇动，这对小孩身体的伤害是最大的。大人上班时也得注意，公司的空调开得很大，不要让空调风对着自己吹。

幼儿园的孩子为什么容易感冒

有这样一个问题，相信很多有小孩儿的父母都遇到过：为什么孩子上幼儿园后，就很容易感冒，而且还是反反复复地感冒？

有父母回答："幼儿园孩子多，一个孩子感冒了，就传染给了更多的孩子。孩子的感冒刚好，再去幼儿园，结果被还没好的孩子又传染了。所以呀，幼儿园的孩子就特别容易感冒，而且还是反反复复地感冒。"

病毒感染确实是让幼儿园的孩子反复感冒的原因之一，此外，孩子容易感冒，尤其是幼儿园的孩子容易反复感冒，主要是因为孩子还小，冷热无法自调。幼儿园的孩子，都喜欢玩、闹，玩闹间孩子就容易出汗。老师看到孩子出汗了，就会开门窗通风。这一吹风，孩子就容易受凉，一热一凉这么一刺激，一屋子的孩子就感冒了。所以说，幼儿园的孩子一旦有感冒的，就会有很多孩子一起扎堆感冒，其实不是因为传染，而是因为老师没理解好通风。

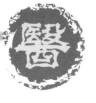

另外，有些父母为了让孩子的房间有新鲜空气流入，就会给孩子的窗、门留点缝隙。小孩睡觉没几个老实的，他们睡着了很容易蹬开被子，半夜冷了又不会自己盖上。这缝隙一留，空气就会流动，邪风也就入侵了，所以，孩子也容易反复地感冒。有些家长白天时感觉孩子感冒好点了，到了第二天早上，发现孩子又严重了，就是这个原因。

古人有一句话：春生夏长，秋收冬藏。特别是秋天的时候，我们一定要"收"起来，窗子一定要关闭上，要不然风吹进来，人就特别容易感冒，容易导致鼻炎的出现。

那么内风有哪些？又会带来什么症状呢？一是热极生风，就是小孩发烧以后抽搐；二是血虚受风，即女性的产后风，女性生产以后，因出血过多，体质比较虚弱，有些人会出现抽搐的状态；三是肝阳化风，也就是肝火旺引起的，特别容易生气，脾气特别急躁，这叫肝火，肝火急了就变成了肝阳上亢，后来慢慢地阳亢了就生风，叫肝风内动。还没有中风的时候，有些人会有抽筋的现象，有些人表现为手指打不开，或者是某个部位"蹦蹦"跳动，或者是儿童的抽动症和小儿的惊风。

肝阳上亢，近似于西医里的高血压，血压升高，引起的脑血管疾病，比如说脑出血、脑梗死，这在中医上叫中风。中风有中脏腑、有中经络，中经络是某个部位，症状比较轻；中脏腑病会导致神昏，也就是我们所说的像植物人，病情更重一点。而外风里有面瘫，这个叫受风，这就是中风和受风的区别。

风可以和任何一个病因关联在一起，它跟湿连在一起叫风湿；跟热连在一起叫风热；如果一个人受风寒感冒了叫风寒，所以古人们也常称风为"百病之长"。

"风"引起的常见病

头痛（神经性头痛）

头痛：以头痛为主症，表现为前额、偏头、头顶、后脑部甚至全头部疼痛，头痛性质或为跳痛、刺痛、胀痛、昏痛、隐痛、空痛。突然发作或反复发作，疼痛持续时间可以数分钟、数小时、数周不等。由外感、内伤引起头痛，或有反复发作的病史。头痛是一种常见病。随着社会节奏的加快，工作和生活的压力逐渐加大，头痛的患病人数越来越多。据调查显示，有大约 18% 的人群有头痛病情。其中，女性患者比男性患者多 3~4 倍。

检验：不建议检查，治疗 3~7 天后无效，再根据医嘱做相关的仪器检查。

注意：入睡时关闭窗或门，避免出汗吹风。

头痛在中医里分了很多种类型，有肝火旺引起的，有气血不足引起的，也有肾虚引起的。还有现在谈的风邪外起，也就是受了风引起的头痛，这类头痛在西医里叫"神经性头痛"。

在身体比较虚弱、睡不好觉的情况下吹了风，就会引起这种头痛，它的症状表现是头一跳一跳地痛，不是持续性的，就像电流击打一样，有人痛几个小时，有人痛几天，还有人痛很久。有的人喝了酒，酩酊大醉，睡着了对着风吹，也容易头痛；女性来月经血虚时，身体防卫能力比较虚弱，对着风吹，也容易头痛。

神经性头痛是固定在某一点，尤其是在天柱穴、风池穴、风府穴上，形容像一根筋扯着，放射性地痛，有的人在攒竹穴上也会放

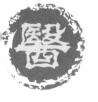
射到这个痛。这时，如果搓搓皮肤，连带着表皮都有点痛，按上去有点麻感、辣感、灼痛感。如果表皮没有反应，头痛是发生在头内部的话，一般都属于内伤型的，比如说肾虚或者是气血不足引起的。

针对神经性头痛，要怎么治疗呢？在临床中最简单也是最有效的方法就是针灸，也就是在"阿是穴"上，用皮肤针平刺，沿着皮层刺下去。什么是"阿是穴"呢？就是当医生一按，问"是不是这里？"你就说："阿是是是，是这里！"这就叫阿是穴。

很多人在扎上针的时候就好了；如果重一点的话，扎上针以后要留针，留到晚上睡觉时；还有更严重的，医生扎好一点，在不影响睡眠的情况下，可以留针，也可以埋针。我遇到过一位最严重的患者，他喝完酒吹了风，体质又比较虚，导致满头跳痛。我当时给他扎上针灸针，扎完好一点点，但是过一会儿又不行了。后来我就满头给他用梅花针叩刺放血，效果特别好。

如果不方便针灸怎么办呢？有种中成药叫正天丸，效果也不错。我平时用的方子是"九味羌活汤"或者"川芎茶调散"加减。有的人很快就好了，有的人可能需要点时间，但一般都不会超过 7 天。

所以说，大家在体质虚弱时或睡眠不好的情况下，要尽量避免对着风吹；出汗以后，要等到汗落了再到风大的地方；当然我们还要提高自己的机体抵抗力，平时多进行有氧运动，只要你把体质调理好了，那也就不容易受这些外风了。

病例：

我的邻居翁先生，是个典型的工作狂，前两天他跟我说，最近身体不舒服，头左侧经常感到疼痛难忍，疼痛的时候，大脑里的神经一跳一跳的，就像有人拿着针在扎哪根神经一样。为了缓解头痛，他身边常备止痛片，但是头痛又没有规律，刚才还好好的，突然就疼起来了，等吃完药，头就已经不疼了。就这样，药吃是吃了，但是头痛仍然没有得到任何有效的治疗。

我这朋友是做销售的，最近刚买了房，还贷的压力让他更拼命地工作，工作上的应酬又离不开酒。我听他说了来龙去脉后，问了一些问题，知道他前一段时间由于醉酒吹风，有受凉发热的经历，现在虽然痊愈了，但还是有一些畏寒，而且还伴有背脊酸痛的症状，诊脉后基本上已经确定属于外感头痛。

在确诊后，我告诉他我的治疗方向：祛风通络，活血止痛。先为他进行针灸，以暂时缓解头痛；然后根据他的症状表现开出中药配方，以便能巩固疗效，根治他的头痛。当然，也提示他可以吃头痛片缓解头痛，但是无法根治。这个朋友一直害怕喝中药，可是相较于无法根治、不定期的头痛，他还是愿意选择中医调理。于是，当天，我取风池、百会、合谷、阿是穴等穴，先用 1.5 寸针，沿着皮下给他做了针灸，并嘱咐他留针 12 个小时，晚上睡前取掉即可。并给翁先生开了一剂药方：

羌活 30 克，防风 20 克，细辛 6 克，川芎 30 克，白芷 40 克，天麻 30 克，上述药打细粉，每次口服 3 克，每日 2 次。用温水冲服，加强治疗效果。

我治疗的头痛患者，90% 的人能一次性治愈，10% 的人需要多次，严重顽固的头痛，配合梅花针放血，对病久邪深的患者，可配合上述中药，达到根除目的。

给翁先生开药方后，我还告诉他，他的头痛不仅是生理疾病，还是一种心理疾病，要恢复健康，自己也需要注意心理调节，不要

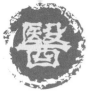
为了买房的事将自己的生活全部打乱，空闲的时候要多和朋友、家人外出散散心，放松放松。心情开朗了，神经放松了，身体才能恢复健康。

一段时间后，我打电话问他恢复得怎么样。他告诉我，头痛的毛病解除后，他和家人外出自驾游了一趟，回来后精神状态良好，上班后又接下几个大单，房贷的压力也缓解了很多。

面瘫

面瘫：西医称为面神经麻痹、面神经周围炎，是一种以面部表情肌群运动功能障碍为主要特征的常见病，一般症状是口眼喎斜，它不受年龄限制，多见于受寒、耳部或脑膜感染、疱疹神经纤维瘤引起的周围型面神经麻痹。患者面部往往连最基本的抬眉、闭眼、鼓嘴等动作都无法完成，还有一些会出现舌尖味觉障碍、说话不清晰等症状。

检验：为了区分脑梗死、脑出血、脑肿瘤所引起的面瘫，患者应及时到医院做脑CT检查。尤其是有高血压症状，且伴有手脚麻木、乏力或平时有眩晕、头痛、喷射状呕吐等现象的患者，一旦发生面瘫症状，应及时去医院进行相关检查。

注意：不要用冷水洗脸，天气寒凉时，注意头部的保暖。

面瘫在中医里分为两种类型，一种是受风引起的，一种是火毒引起的。在西医里有中风引起的，有疱疹病毒引起的，也有面神经麻痹、面周围神经麻痹。我主要讲的是中医里受了风引起的面瘫。

受风的面瘫是怎么形成的呢？人在心情不好，饮食没有跟上，工作比较劳累，喝了酒、没休息好、体质比较虚弱的状态下，对着风去吹，就很容易形成面瘫。这里的风包括风扇风、空调风、晚上睡觉没关窗子的风等。

为什么这时候吹风容易引起面瘫呢？因为在我们比较劳累、睡得比较熟的状态下，对着风口去吹，靠近枕头这边的脸是温热的，而另一边吹了风以后就会变冷，两边形成温度差，热胀冷缩，这么一牵扯，嘴就被拉过来了。

体质好一点的人，第二天起床后活动一下脸部，发现就好了，但是体质比较虚弱的人回不去，就需要治疗了。还有很多人喜欢在出了一身汗，开车的时候把靠近自己这边的车窗打开，让车窗外面

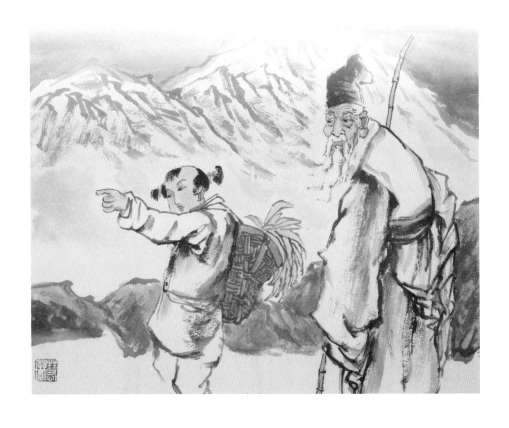

的风对着脸部吹，这样也特别容易引起面瘫。

面瘫的症状一般表现为嘴巴喝斜，还有，鼓气的时候扣闭不住气，有的人眼睛总是闭不上，有的人抬头皱眉的时候没有皱纹，还有些人表现在翳风、风池这些部位有些疼痛。

那我们要如何区分疱疹病毒，即中医火毒引起的面瘫呢？疱疹病毒引起的面瘫，表面是有一些病毒疱疹的，看起来亮晶晶的，或者有火辣辣的刺痛感。

中风引起的面瘫和受风引起的面瘫又有什么区别呢？中风相当于西医里的脑梗死、脑出血，这个时候出现的是半身的症状，常伴有手脚不能动，出现麻痹、麻木、僵直、疼痛等症状；而受风只是简单的面部面瘫。

针对受风形成的面瘫，常用的治疗方法有外敷法、针灸法和内服法。有人用蜜蜂来蜇；用黄鳝血涂抹患侧，也能康复。在中医里，主要以针灸为主，旨在激活局部的器官，来疏通经络，疏风祛风，活血化瘀。治风先治血，血行风自灭，这样整个风就出去了。血液循环好了，热量散发过来，两边力量一平衡，整个面部就正常了。还可以将牵正散打成粉，可以内服，也可以用酒调匀后外敷脸部。

治愈的过程中，眉头慢慢地能皱上去了，嘴巴能活动了，有些伴有疼痛的，不痛了，慢慢地也就好起来了。

中医治疗疗程有人 7 天就能好，有人是 12 天，或 15 天、21 天，严重的可能要 3 个月，21 天内好的人占 80%。这跟年龄段和有没有并发其他的疾病有关系，年轻且没有并发症的见效越快；年龄大且伴有糖尿病的人特别难治好。

所以我们在生活中，一定要注意，不要在出了汗以后或体质虚弱的时候受风，不要对着空调、风扇和窗口的风去吹。

病例：

陈小姐是一位银行职员，每个月都有一定的存贷款销售量的要求，因此，她每个月的工作都很紧张，尤其是在业务没有达标的时候。

有一天，她加班到很晚才回家，回到家后，因为太累，打开空调就上床睡觉了。第二天醒来时，她觉得自己的面部有点不对劲，照镜子时才发现自己居然口㖞眼斜、左侧嘴角严重下垂，她吓了一跳，打电话到公司请假后，就赶紧打车去医院看病。

医院的医生检查后，判断她是面神经瘫痪，也就是中医俗称的面瘫，给她开了一些激素以及神经性营养药，让她吃一个星期后再去中医院针灸治疗。陈小姐遵循医嘱连续吃了一个星期的药，口㖞眼斜的症状虽然没有再加重，但是也没有明显的好转，于是她听从一个朋友的建议，来找我看病。

我看了一下她的面部病情，询问过相关的一些情况后，决定针灸取翳风、颊车等穴位帮她针灸治疗。针灸治疗面瘫，效果的确很理想，因此很多西医在面瘫患者病情稳定后，也会介绍患者选择中医治疗。在为陈小姐针灸后，我又开了一服以葛根、黄芪、白术、防风等药材为主的中医复方进行辅助治疗。在连续3天的针灸治疗后，陈小姐的病症有了明显的好转。7天后，陈小姐的面瘫已经痊愈。

在陈小姐病愈后，我告诉她，每晚睡觉前可以坚持用热水泡脚；日常生活中要多食用一些新鲜的蔬菜、粗粮、大枣、瘦肉等食物；工作压力再大，也要抽出一定的时间进行体育锻炼，平时还可以多进行一些如抬眉、鼓嘴、张大嘴等面部功能性活动，最好能配合一定的穴位按摩，不仅可以预防面瘫，也有助于减轻工作压力，保证身体的健康。

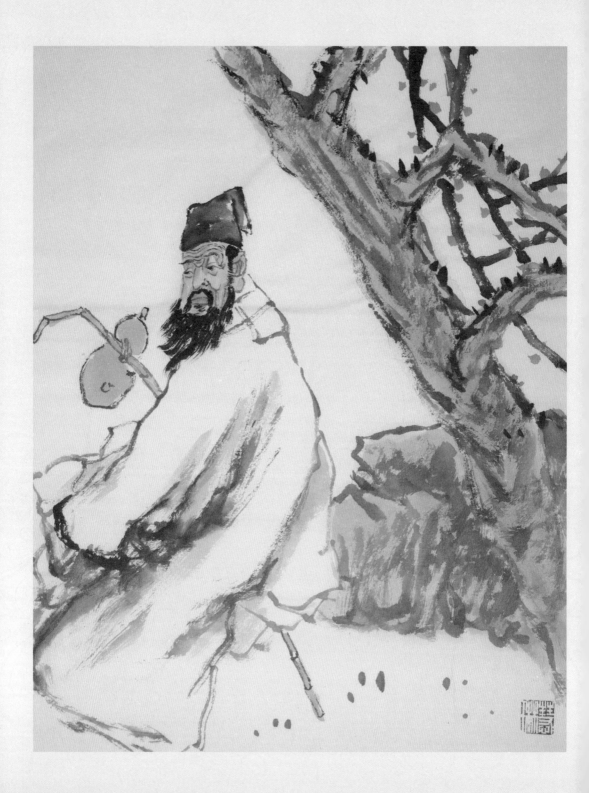

感冒

感冒：感冒是一种常见的呼吸系统疾病，常见的有风寒型感冒和风热型感冒等。风寒感冒是因风吹受凉而引起的感冒，秋冬发生较多。其症状为浑身酸痛、鼻塞流涕、咳嗽有痰。风热感冒是风热之邪犯表、肺气失和所致。症状表现为发热重、微恶风、头胀痛、有汗、咽喉红肿疼痛、咳嗽、痰黏或黄、黄涕、口渴喜饮、舌尖边红、苔薄白微黄。风热感冒多见于夏、秋季。

鉴别：

①风寒感冒：恶寒重、发热轻、无汗、头痛身痛、鼻塞流清涕、咳嗽吐稀白痰、口不渴或渴喜热饮、苔薄白。

②风热感冒：发热重、微恶风、头胀痛、有汗、咽喉红肿疼痛、咳嗽、痰黏或黄、鼻塞黄涕、口渴喜饮、舌尖边红、苔薄白微黄。

检验：发热、高烧不退者建议做血常规检查。

注意：风寒感冒者注意保暖，不能吹风扇、空调，忌寒凉、辛辣食物，加强锻炼，提高身体免疫力。风热感冒者忌吃油炸、辛辣等性热食物。

一说到感冒，很多人就会说："治感冒不是很简单吗？随便吃点什么药，慢慢就好了。"我想告诉大家，中医治感冒，对症治疗，不难受，见效快。

中医认为感冒有由体虚引起的，有由伤风引起的，夹杂着寒和夹杂着热，90%的感冒都以风寒感冒和风热感冒为主，风寒感冒占的比重更大。

西医分为细菌感冒和病毒感冒，细菌型的和过敏型的类似于中

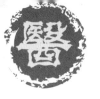

医里的风寒型；西医里的病毒型类似中医里的风热型，如手足口病、疱疹性咽峡炎等流行性疾病。

那风寒风热要怎么区分呢？我们可以看症状表现，打喷嚏多指风寒。如果喉咙痛，老百姓就鉴别不了了，很多人一旦喉咙痛，不管是寒还是热，都是用清热解毒胶囊，这是不对的。

喉咙有两种疼痛，一种是吞咽干痒有异物感，这属于风寒。如果喉咙是火辣辣地痛，就像口腔溃疡一样，不吞咽它也痛，这属于风热。一般小孩伴有风热时，他的表现是不爱吃东西了，其实是他喉咙不敢咽食物。

打喷嚏，伴有头痛，或喉咙疼痛，或呼吸系统有问题导致咳嗽的，属于风寒感冒。拿手电筒看患者的喉咙，已经有红肿化脓，或者满口是泡，或者手足口病，手脚上已经有疱疹病毒，属于风热感冒。如果配合西医的检查，可以抽血检测，确定是细菌感染还是病毒感染。

针对风寒型的感冒，我的治疗方案是麻黄汤或桂枝汤，或者是麻黄桂枝各半汤。如果伴有发热、风寒夹杂有内热的，用的是大青龙汤；如果只是高热高烧不退的，用麻杏石甘汤，效果特别好。对于风热型的，可以在银翘散上加减，加点大青叶或板蓝根，用其治疗各种病毒型的感冒，效果也是特别好，一般伴有发烧的人，只需要一天半左右，烧就退下来了。

西医治疗感冒是服用一些抗生素、抗病毒类的药物，这也有它的弊处，因为它除了杀呼吸道细菌以外，还容易将肠胃的正常菌群也杀灭了。所以很多打完吊针的人很容易体虚，小孩容易出虚汗，或是反反复复，没几天又感冒了。因此我不建议用西医来治疗普通的感冒。

当然西药里有个速效伤风感冒胶囊，如果伴有发烧，可以配合使用。但是治疗过程有点难受，人特别容易疲倦、乏力、嗜睡。如果用中药来调理，我们只会感觉症状一点点变好，上午和下午都不一样的感觉，一般情况下，3天左右就好了。

在生活中，一定要防护好，多戴口罩，防止一些疫疠之气，也就是热证类的病毒。还要避风，不要对着风吹，晚上睡觉时注意关好窗子。小孩是纯阳体质，容易蹬被子，却不会自己盖，家长们要防护好。小朋友跑玩打闹出汗以后，不要对着风吹。我们去海边、去爬山，也要注意避风。所谓虚邪贼风，一定要避之有时啊！

病例：

一天傍晚，邻居抱着他的孩子晨晨来找我。孩子白天还好好的，到了傍晚的时候突然叫嚷着不舒服，而且还不停地流清鼻涕。因为时间比较晚，于是特意跑来找我，让我看晨晨的症状严重不严重，是否需要去医院。

我看了一下晨晨的情况，小孩鼻塞，流清鼻涕，舌苔薄白，基本上确定是风寒感冒。再问了一下晨晨今天的作息，小孩估计是白天疯闹得太厉害，父母看他出汗就把衣服脱掉，因此有点吹风受凉了，并不太严重。因此，我建议晨晨的父母先不急着带孩子去医院，让孩子多喝点热水，最好煮点生姜水，晚上给孩子捂一捂，看能不能出出汗，如果接下来没有发热的迹象，基本上就没什么大问题了。

春、夏季节是风寒、风热感冒多发的季节。春、夏处于换季的时候，小孩子活动量一大就出汗，他们年纪小，抵抗力差，这时候如果给孩子脱衣服很容易受凉感冒。这种感冒一般属于风寒感冒。小孩子的免疫功能较弱，如果症状比较严重，需要用药辅助治疗。

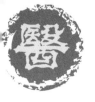

针对 10 岁以下的小孩，一般情况下，3 剂麻黄汤加减就可以见效，能有效缓解感冒症状，具体药方如下：

炙麻黄 6 克，桂枝 6 克，杏仁 3 克，炙甘草 6 克，大枣 3 枚，白芍 10 克。

需要注意的是，夏季很多小孩由于受热也会感冒。夏季天热的时候，如果不注意给孩子补充水分，身体水分大量流失，孩子出现便秘，再加上家里通风不是很好，孩子半夜睡觉受热，很容易患上风热感冒。很多家长不了解风寒感冒和风热感冒的差异，胡乱给孩子吃一些感冒颗粒，如果不对症的话，不仅不会缓解孩子的感冒症状，还会加重孩子的病情。那么，风寒感冒和风热感冒的表现和治疗有什么差异呢？

首先，症状有所差异，父母可以从以下几点进行判断：风寒感冒流清鼻涕，风热感冒流黄鼻涕；风寒感冒舌苔薄白，风热感冒舌苔薄白微微泛黄；风寒感冒身上无汗，风热感冒身上有汗。

其次，治疗上也有所差异，风寒感冒由于是受风寒外邪所引起的，在治疗上，主要以辛温解表为主，常用麻黄、防风、苏叶等解表散寒的中药材。而风热感冒是受风热外邪所致，在治疗上，主要以辛凉解表为主，常用菊花、薄荷、桑叶等清热解毒的中药材。这两者在治疗上所用药的药性完全不一样，因此，如果父母不清楚孩子的具体病症就胡乱用药，很容易适得其反。

针对 10 岁以下的小孩，如果出现风热感冒，3 剂银翘散就可见效，能有效缓解其感冒症状。具体药方如下：

金银花 10 克，薄荷 10 克（后下），牛蒡子 6 克，竹叶 6 克，栀子 6 克，黄芩 10 克，大青叶 10 克，连翘 10 克。

孩子感冒后，父母如果无法判断孩子是什么类型的感冒，千万不要胡乱用药。这里提供的药方属于常用药方，具体药剂药量的多少，要根据患者的实际情况来确定。

如果孩子感冒症状比较严重，父母应尽快让孩子就医。

荨麻疹

荨麻疹：中医学称本病为风疹、风瘩、隐疹。是以皮肤异常瘙痒，出现成片、成块的风团为主症的常见过敏性皮肤病。特征是皮肤上出现淡红色或苍白色瘙痒性疹块，时隐时现。急性者短期发作后多可痊愈，慢性者常反复发作、缠绵难愈。风疹多由腠理不固，风邪乘虚侵袭，过于肌肤而成；或体质素虚，或食用鱼虾荤腥食物，以及肠道寄生虫等，导致胃肠积热，复感风邪，使内不得疏泄，外不得透达，郁于肌肤之间而发。

荨麻疹不管是男女、小孩都会有。它的起因，我认为主要是受了风毒（类似病毒）而引起的。也就是说，在某种体质下受了风毒，这样它就会存在你的体内，不定期地发作。有的人治好后一辈子不会复发，有的人时有反复地发作一两次，如果反复发作，则说明较严重，需及时治疗。

荨麻疹的症状表现，有抓痕型的，有粟米状的，还有人就像是被蚊子咬的，风团状的。有的人是全天都起，有的人是洗澡以后

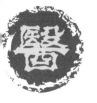

起，有的人是受风以后起，有的人是系腰带的部位起，有的是起完了留一个红圈，有的人是消下去就没了。由此可见，每个人的表现症状都不一样。但是我们发现荨麻疹的一个特点：不管什么类型的荨麻疹，都会在24小时之内自动消失，但会反反复复发作。

所以辨别就看它到时间能不能自行消退，能自行消退的就是荨麻疹；如果不能，却像荨麻疹，持续24小时都携带着，那可能是一些过敏性痒疹了。荨麻疹和过敏性痒疹，吃抗过敏药都能好。如果是过敏性的，吃完药后很多人就康复了，但是荨麻疹不是，吃完抗过敏的药能好上一两天，过两天又会发作。那荨麻疹应该怎么治疗呢？古资料里有个外治法，就是在神阙穴（肚脐眼儿）的位置，拔罐9分钟。一般是拔3个"3分钟"，即拔3分钟停1分钟，再拔3分钟，再停1分钟，再拔3分钟，这有很好的效果。

荨麻疹，如果是有红印的，或者是抓痕型的，我在临床中用的是大青龙汤。一般大概3剂药就能看到效果。但是治好一般需要20天左右。如果是晚上洗完澡后出现的，起一片或者是很多，全身都有，这种情况我用的是消风散加减。有人10天治愈，也有人需要40天，40天治愈的占到了60%~70%，还有20%的人需要2~3个月的时间治愈。

有一些偏方对荨麻疹效果也特别好。比如喝糯米酒（用黑芝麻和糯米酒浸泡5天），还有将一味叫"蝉蜕"的药打成粉，将10克蝉蜕粉和50毫升糯米酒一起倒入锅中煮10分钟左右，每天喝1次，效果都非常不错。

病例：

徐小姐28岁，皮肤经常不定时、不定点发生瘙痒，抓后容易起红肿状抓痕，有时还会出现类似被蚊子咬后才有的一团团"疙瘩"。每次出现这些症状时，服用氯雷他定就会明显缓解。几年来，徐小姐的这种情况一直反反复复，严重的时候，坐立难安，浑身难受。听朋友说中医能去病根，所以来我这儿就诊。

问诊过程中，我注意到徐小姐说的一件事，一年前，徐小姐和闺蜜去海南旅游，年轻人吃喝玩不忌讳，海鲜、啤酒、摩托艇……吃得高兴，玩得高兴，旅行快结束时感冒了，拖了好长时间感冒才好。等感冒好了以后，身上就断断续续开始出现瘙痒，直到吃了抗过敏的药才好。因为那是第一次发作，所以她记得格外清楚。这次来诊，也是因为前不久，跟朋友到海边吃了海鲜后才发作的。

综合了徐小姐的情况，考虑到她舌淡白、苔厚、脉浮紧，我告诉她，她当下的问题属于外寒内热型的风疹：海边受风着凉，导致皮肤毛孔闭塞，再加上本身湿气偏重，风、湿郁于体内发不出来，所以出现症状；另外，徐小姐本身偏湿热体质，吃海鲜等食物就容易导致脾胃不和，脾胃不和运化失调蕴湿生热，又加重了症状，所以风疹才又发作。

说明情况后，我给徐小姐神阙穴拔罐9分钟，并用药：

麻黄10克，桂枝6克，杏仁10克，炙甘草10克，生姜10克，大枣10克，石膏30克，7剂，水煎服，并交代徐小姐药用完后复诊。

1周后，徐小姐复诊时，身上已经没有明显的风团了，抓痕和身痒也明显减轻。为了改善徐小姐荨麻疹反复发作的情况，我又调整处方：

土茯苓30克，白术10克，党参15克，扁豆10克，陈皮6克，

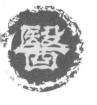

山药 20 克，砂仁 10 克，薏苡仁 30 克，防风 10 克，荆芥 15 克，炙麻黄 10 克，7 剂，水煎服。

我们经常会遇到旅游回来后就诊的患者，有的是回来后肠胃不适，有的是感冒长时间不见好转，有的是像徐小姐这样，旅游途中或者旅游结束后，突然出现以前从未发作过的荨麻疹问题……为什么旅游后会出现这些问题呢？

我们说"正气存内，邪不可干"，所谓的正气，就是我们的免疫力，以及身体的调节能力和适应力。而旅游，乍一听，是一段放松的、惬意的假期，但实际上，旅游途中我们很容易打乱长时间以来身体形成的习惯，比如吃、喝、住等。尤其是像徐小姐这类年轻人，旅途中吃喝不忌，对脾胃造成很大的负担，身体就需要调动起更多的能量来缓解这些变化对身体的影响。再加上旅行中活动量大，特别是一些平时没有运动习惯的人，身体的能量消耗突然变大，很容易耗伤津气。再者，旅行中心情放松，神经高度兴奋，这种状态也容易损伤人体气血。所以，旅行时，实际上是需要人体调节能力和适应力高度协调的一段时间，如果稍不注意，损耗过度，超出了身体能承受的度，人就会出现免疫力下降。体质差一些的或者损耗太过的人，旅行途中或者旅行结束就会出现健康问题。

徐小姐的第一次用药，主要是发汗解表，兼清里热，因为考虑到来诊时，徐小姐是一个外寒内热的情况，第二次用药，就另外加重了健脾祛湿补气的药，主要是为了能慢慢改善她的体质，能"除病根"，不过这个过程会比较长，大概每个月需要来诊 1 次，每次需要用药 7 天，连续 3 个月。

临床中，我们常见的还有另一种荨麻疹，症状主要是每次洗澡后发作，风团状丘疹伴瘙痒，没有抓痕红肿的情况，像这种类型的荨麻疹，临床上，我主要是用消风散加减用药：

荆芥 12 克，防风 10 克，蝉蜕 10 克，胡麻 10 克，苦参 10 克，土茯苓 30 克，白鲜皮 10 克，薏苡仁 30 克，芦根 10 克，连翘 30 克，刺蒺藜 10 克，紫草 10 克，浮萍 10 克，车前子 10 克，木通 6 克，生地 10 克，鳖甲 20 克，牛蒡子 10 克。如果患者体质偏寒，会加生黄芪 30 克，全当归 30 克。

一般症状比较轻的，7 剂左右可以明显缓解，严重的需调理 1~3 个月不等，其中，儿童见效最明显。

我常跟患者说，身体的不适就像来袭的"敌人"，医生的药就像我们防守的"武器"，一场战争中，武器好与不好很重要，可是更重要的是打仗的人行不行。怎么让人也厉害呢？就看我们日常生活习惯好不好了，所以老话说：病，三分治，七分养。身体如果免疫力下降，经常出现各种不适，首先，一定及早看医生，知道问题，才能避免问题；第二，就是饮食上尽量少吃太过滋腻、味重以及刺激性的食物；第三，少熬夜，多运动。生活习惯好了，身体的免疫力就能慢慢恢复，治疗也就事半功倍了。

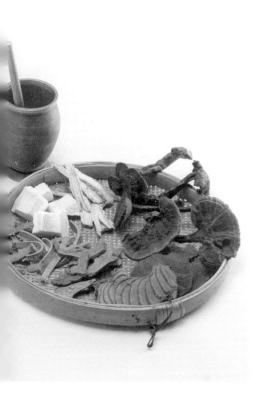

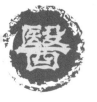
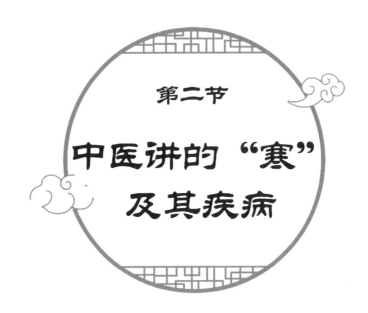

第二节

中医讲的"寒"
及其疾病

◈ 热胀冷缩，物理学中的健康哲学
◈ 生活中的"寒"都有哪些

　　寒包括性寒和寒凉，生活中，寒有健康的一面，比如我们身体受伤了，一定要冰敷一下，这是现代运动医学常用的一个方法，就是利用了它热胀冷缩的原理。为了防止创伤处的血管大量出血，造成淤积、淤堵，在 12 小时内，用寒冷的东西冰敷一下。12 个小时以后再热敷，改变血液循环，慢慢增加它快速愈合的作用。儿时鼻子出血，妈妈会让我们用凉水洗一洗、拍一拍，也是同样的道理。

　　但是寒也有不健康的一面，古人总结了一句话"寒主收引，寒主凝滞"。相当于我们现代医学里的热胀冷缩，热胀冷缩带来的有外寒和内寒之说，都容易给身体带来很多疾病。

　　外寒就是受外界因素影响的，如天气变得寒冷；如淋了雨以后受到的寒凉；如吃了一些冰冷的东西：酸牛奶、冰水、冰激凌、冰啤酒，还有冰的水果等，这些都属于外界的寒凉带来的。

内寒就是我们的血液不循环，人体通过血液的循环传输能量，传输营养，传输热量。假如我们把手臂抓住，不让血液循环，不久后手就会变得麻、痛、萎缩或者是冰冷，这就是内寒造成的。女性的子宫也是如此，如果血脉循环不好，热量传递不过来，久而久之就会形成宫寒。

我们要如何去预防外寒呢？首先就是不要直对着空调吹。来到广东这个地方，我发现一个非常有趣的现象：很多人在房间里睡觉，是盖着棉被吹空调，这样好吗？当然不好！冷热交替很容易出现一个现象，就是鼻炎的发病率越来越高，而且免疫力会越来越差。因为一直将身体处在一个冰冷的环境下，即使你身上盖着棉被，但你呼进身体的都是冷空气，这样的刺激对我们身体并不好。

身体需要有温差的地方，俄罗斯最冷的时候是 −70℃，印度最热的时候能达到 50℃，我们人体的表面，可以适应和抵抗这个温度，但是长时间待在这样的温度中是不行的。

人体可以在 30℃ 左右的房间里，不吹风扇，不开空调。而过低的温度则不行，因为人的体温是 35.5~37.2℃，我们身体对温度有一个合理的适应范围。如果你一直处在空调温度较低的房间，你的免疫力和抵抗力随着时间的推移就会慢慢下降。开始还好，因为阳气比较足，久而久之当你的阳气越来越弱，待到年龄稍大时候，就容易患上一些疾病。

寒对身体造成的伤害都容易产生哪些疾病呢？过多使用空调容易导致鼻炎的发生，也容易使我们的免疫力下降。长期吃冰冷的东西：酸牛奶、冰水、冰激凌等，它对我们的胃、气管以及肠道的伤害都很大。

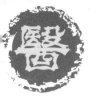

吃冰冻的食物，冷气进入气管，冰冷的食物进入食管，就会造成气管、食管上的血管受冷以后热胀冷缩，影响血液循环，以致于管道的应激能力慢慢地就会下降，气管疾病就容易产生。《黄帝内经》中有一句原文"夏吃冰冷，冬必生咳嗽"，也就是说冬季有慢性咳嗽，且一咳嗽几个月的人，要回忆一下，在夏季的时候有没有经常吹空调，有没有常吃冰冻的食物。

再往下走，冰冻食物会到达胃。胃部接收食物以后，胃表面有很多孔就要分泌消化液了，如果吃的是冰冷的食物，由于热胀冷缩，胃黏膜收缩不分泌消化液了，食物消化不动堆积在胃里，就容易出现胃胀气的现象。久而久之，胃还会出现痉挛的状态，慢慢地会形成萎缩性胃炎。如果消化吸收不好，还容易导致贫血。脾胃又是运化湿气的，脾胃运化不动，就容易导致湿气泛滥，出现一些皮肤类的问题。

同样的道理，再往下走，冰冻食物到了肠道，肠壁上也有丰富的血脉，肠壁受冷以后收缩收引，凝滞凝结。血脉不流通了，肠壁的功能开始下降，对外界的应激能力也会跟着下降。比如说我自己小时候不懂事，吃了很多冰冷的东西，直到现在，早晨肚脐不能受风，一旦肚子暴露在外受到点凉气，就要拉肚子。

还有人患上了肠易激综合征，一刺激就想上厕所，吃点寒凉的就拉肚子，这都是过食寒凉物，慢慢地肠壁功能下降而导致的。当然也有寒秘的产生，即寒性导致的便秘，因为吃了寒凉物，肠道功能下降，不能正常蠕动，大便排泄不出，久而久之就出现了寒秘的现象。

除了以上这些，寒凉还容易影响女性的子宫。比如说在月经期，吃了冰冷的食物，洗了冷水澡，第二天可能月经就没了。由此可见，

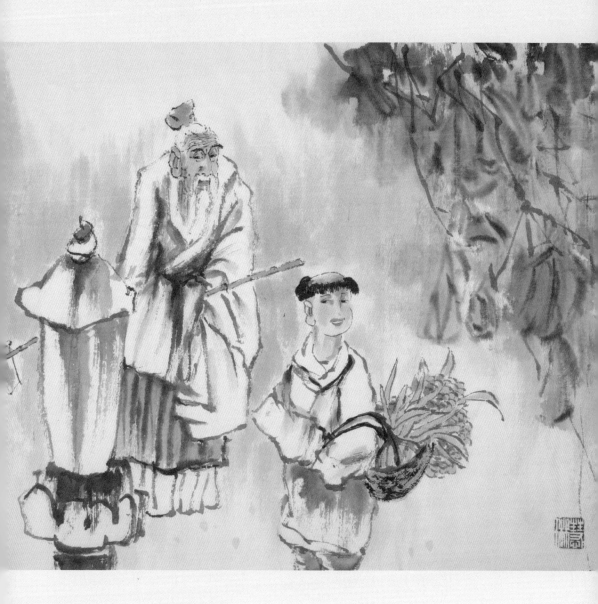

女性在经期，甚至是在儿时，就要禁止寒凉物的摄入，排除一切使人受凉的因素。否则男孩将来特别容易出现肚子痛，女孩容易引起痛经或者宫寒，出现不孕不育等，形成恶性循环。

淋了雨以后为什么也容易受寒，甚至发烧呢？当你淋了雨以后衣服湿了，但穿了一天后再回头看，衣服干了，那是什么原因？因为衣服吸收了你身体的热量，把衣服给烘干了。这是小的湿度，如果这个湿度特别大，比如你被淋得浑身都湿透了，那就需要吸收很多热量才能把它烘干。

在吸收热量的过程中，人体表面的皮肤就会变得很冷，毛孔也会收缩。本来出汗有散热和排湿毒的作用，结果毛孔收缩热量排不出来。轻一点的人就容易上火；情形严重的会出现高烧。所以老百姓们要是淋了雨，就会喝一碗姜汤来发汗祛寒。

生活中有些食物是寒性的，比如说苦瓜，一些水果如西瓜、香蕉、柚子等，还有我们喜欢煲的薏苡仁汤、冬瓜汤，这些都是性属寒凉的。中医有句话叫"苦寒每易败胃"，也就是说，这些性属寒凉的东西，吃多了易伤脾胃。

很多便秘的人喜欢吃三黄片、牛黄解毒片，刚开始吃的时候管用，后来不仅不管用了，反而越吃越严重。这是因为它伤害了我们的脾胃，脾胃一旦被伤害了以后，功能就会下降，脾胃产生气的推动能力下降了，便秘就产生了。

日常生活中，寒凉的东西、寒凉的饮食和性属寒凉的食物我们都要注意。从儿时起就要注意：不要光着脚走路；不要跑着吃东西；肚脐不要受凉；不要直接吃冰箱里的生冷食物。要学会远端吹空调，睡觉时尽量开隔壁房间或者是客厅里的空调，少开卧室里的空调。让空间环境变大一点，温度提高一点。还要看好天气的情况，不要冒雨涉水，这些都是我们需要避免的事情。

小孩为什么会腹痛

腹痛是临床上非常常见的症状，不分地域、时间，一年四季均有可能发生，尤其常见于儿童。

引起腹痛的原因有很多，腹腔的脏器病变以及腹腔以外的疾病，如胸部疾病、脊柱伤病都有可能引起腹痛。很多家长就不明白了，孩子做过全身体检，身体各个器官都是健康的，为什么还会腹痛，还是经常性的腹痛。也有家长会联想到孩子的饮食，会思考是否是因为孩子饮食不当，所以才引起反复腹痛。饮食不当是引起孩子腹痛的主要原因之一。孩子还小，很难抵抗零食的诱惑，尤其是在夏天天热的时候，很多孩子偏爱冷饮，一方面，孩子获取冷饮更加方便；另一方面，有些家长并不注重对孩子冷饮的控制。因此，很多小孩饭前1支冰激凌，饭后1根雪糕，小孩的肠胃本来就比较稚嫩，在冷热的反复刺激下，肠胃分泌胃液的功能出现紊乱，肠胃里的食物没法正常消化，自然会出现腹痛的症状。

"寒" 引起的常见病

咳嗽

咳嗽：咳嗽是呼吸系统疾病的主要症状，如咳嗽无痰或痰量很少为干咳，常见于急性咽喉炎、支气管炎的初期；急性骤然发生的咳嗽，多见于支气管内异物；长期慢性咳嗽，多见于慢性支气管炎、肺结核等。

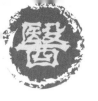

鉴别：

①风寒咳嗽者主要于夜间咳嗽，偶尔伴有白天咳；咳白痰，流清涕，伴有喉咙干、痒或干咳无痰等症状。

②风热咳嗽者主要于白天咳嗽，夜间睡着后不咳或少咳；咳黄痰，咽部有红肿现象。

检验：久咳伴有面部潮红或咳痰带血等患者，建议去医院做胸片检查。

注意：风寒咳嗽注意保暖，多喝热水，忌生冷；风热咳嗽忌辛辣、油炸等热性食物。

咳嗽是内科中最为常见的病症之一，中医认为其主要与外邪的侵袭及脏腑功能失调有关，发病率甚高。风热咳嗽和风寒咳嗽是咳嗽中最为常见的两种症状，都属于外感咳嗽，这二者有很大区别。如果分不清楚到底是风寒咳嗽还是风热咳嗽，治疗时就不能对症，如果吃的药没有对症，不仅不能缓解病情，还有可能会加重病情。

我在临床中发现，只要是痒咳，咳的痰是白色的，晚上咳或者伴有打喷嚏，大部分是以寒咳为主。但是我们不能以黄痰或白痰单独一个症状来鉴别是风寒还是风热，还有外寒夹内热的，早晨起来的第一口痰，也有黄痰，但白天痰就是白色的，这也是风寒咳嗽。

有的人是睡前咳，属于风寒咳嗽夹杂着有点肝火，这时我的主方是小柴胡汤加减；如果是睡着了咳，以芷苏散为主；如果是早晨醒来咳，属于外寒夹内热，表征还有的，我用的是芷苏散，加上点炙麻黄、蝉蜕和牛蒡子。蝉蜕和牛蒡子的量，一定要控制在最少，大概3克，不能喧宾夺主。如果咳痰不畅则用杏苏散。

有的人一旦犯了咳嗽，每年都会持续3个月左右，吃任何药都不行，一般都是随着气温的回升，慢慢自己就好了。这样的也属于寒咳，大部分是在夏季的时候吃了很多寒凉的食物，或经常吹空调，或宿体偏寒，又或者宿体是偏气虚型的。不管肺气虚、肾气虚，伴有夜尿还是气血不足的，全天都会咳嗽，而且很难治愈。这个时候，一定要准确地辨证，然后对症治疗。对症后疗程是很短的，一般 3 ~ 12 天就能好。

还有人是一天都不咳，但是在关键时候，如开会、打电话，或者是来了客人等，越要说话的时候，他越想咳。这就属于寒咳夹杂着一些气血不足了。

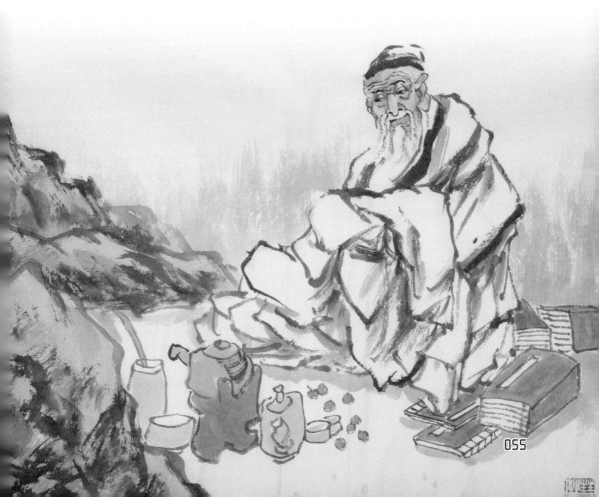

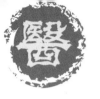
前些天有一个年轻的小伙子，25 岁，来找我看诊。他夏季喜欢喝冰啤酒，每年到秋冬的时候就开始咳，持续 3 个月左右，到来年初春慢慢就好起来了。消炎的、抗过敏的药都吃了，就是不见好。

我问诊了以后才知道，原来他有手淫的习惯，晚上还伴有夜尿。这是风寒咳嗽夹有肾气虚咳，所以我在芷苏散上加了点调肾气的肉桂，再加点调肾精的菟丝子和紫河车，这个方子对他效果就特别好。

病例：

小豪是个 8 岁的男孩，他的妈妈带他来找我时，他已经咳嗽两三天了。在这之前，小豪妈妈根据自己的经验，给小豪服用过川贝炖雪梨、蛇胆川贝枇杷膏等治疗咳嗽的食疗方和药方，但是，小豪服用后，咳嗽不仅没有好转，反而有加重的趋势。小豪妈妈很担心，于是，带着小豪赶紧来找我。

我观察了小豪的情况，发现他咳嗽时咽喉并没有痰液，咽部也没有红肿的迹象，而且舌质淡，舌苔薄且白。我告诉小豪妈妈，小豪吃完川贝炖雪梨和蛇胆川贝枇杷膏之所以没效果，是因为这些是针对风热咳嗽的，而小豪是风寒咳嗽。病症没找准，药效正好相反，咳嗽没好反而加重是一定的。

了解了小豪的病情后，我给他开了一个药方：

桔梗、紫苑、荆芥各 10 克，炙甘草、白前、陈皮、百部、半夏、杏仁各 6 克，生姜 2 片。

开完药方，我交代小豪妈妈，这几天不要让小豪吃冷饮，最好让他多喝一些热水。小豪妈妈听完后反应很大，原来小豪就是几天前跟爸爸去游泳，回家吃了几根雪糕就开始咳嗽，当时大家没往这儿想，这会儿我提醒不能吃凉的，要喝热的才想起来。经过这件事后，小豪妈妈说以后要多关注一些健康类的知识，免得孩子不懂事，大人也不明白，害得孩子遭罪，大人心里也跟着难过。

哮 喘

哮喘：哮喘泛指呼吸急促这一类病症，历代医家也有很多记载，后世医家主要分为哮和喘两类。呼吸时张口抬肩，且呼吸急促，为"喘"症；呼吸时，喉咙中有嘶嘶的杂音，这种往往叫作哮症。一般认为，哮症必兼喘症，而喘不一定兼哮症。西医有多种支气管哮喘，还有咳嗽型的支气管炎，都包含在中医所说的哮喘这一类病症里。哮喘症状可在数分钟内发作，经数小时至数天。其中，夜间及凌晨发作和加重常是哮喘的特征之一。

注意：避风寒，预防感冒，尤忌吃生冷。

在临床中，寒哮排在了哮喘的第一位，这也告诫我们在生活中，一定要注意少开窗睡觉，少吹空调，少吃寒凉之品。尤其是女性在妊娠的时候，一定要少吃冰冷寒凉之物，否则等小孩出生后，他一旦感冒，就特别容易引起哮喘的发作。

对于哮喘，我有一整套的治疗方案，在临床中效果特别好，治疗儿童哮喘的有效率能达到95%以上。这个方子主要是三子养亲汤加减，也就是苏子、莱菔子、白芥子加上炙麻黄，再加上蛤蚧，是我的一个引经药。还有二陈汤加上蛤蚧、炙麻黄，再加点生姜，以这两个方子为主，一般只需要3天就能见效。儿童哮喘治疗好了

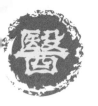

以后，8 岁以上基本就不会复发了，当然对大人的效果也特别好。

但是久咳久喘必及肾，就是说咳久了、喘久了，必然会殃及你的肾脏。所以久咳久喘者，在这个方子上还需佐 3～6 克肉桂，这对患者身体特别有好处，而且能维持药效的持久性。大人用药的话，疗程相对要久一点，在 15 天到 1 个月之间。

如果这个方子效果不太好，夏季有个三伏天灸，冬病夏治效果也特别好。假如有一些顽固的哮喘，我还有一个穴位注射疗法。这个时候中西医结合，用曲安奈德，大概 40 毫克，用针管吸入后穴位注射。取定喘穴和肺俞穴，每边各 2 个，一共打 4 个穴。一般 1 年只需要穴位注射 1 次，效果就很好了。

西医治疗哮喘主要是雾化吸入，能治好，但是易反反复复，不能去根儿。毕竟药物里含有激素，因此还是尽量少做雾化吸入，少打吊针，少吃消炎药。

哮喘的人最怕的就是感冒，所以在生活中，一定要做好对寒冷的调摄，减少感冒。其实感冒是可以预防的，不管你运动完出汗，爬完山出汗，还是跑玩打闹出汗以后，千万不要对着风扇吹，这时候我们应该多穿一件防风衣。即使里边的衣服是湿的，但只要注意防好风，也是不容易感冒的。我们还要学会避免寒凉之物、寒冷空气，不要受凉。只要不感冒，就不会诱发哮喘。

病例：

辰辰是刚满 1 岁的小男宝，平时很好动，这次他妈妈带来就诊时，小朋友精神不太好。听辰辰妈妈介绍，小朋友感冒有 2 天了，因为小朋友有喘息病史，所以妈妈因事耽搁 1 天后，赶紧前来就诊。

考虑到辰辰有流清涕、打喷嚏的症状，以及小朋友额头偏温，手脚冰凉，伴咳嗽、声哑、便干等情况，我开了麻黄桂枝各半汤：

麻黄6克，桂枝10克，芍药10克，甘草6克，生姜2片，大枣2枚，杏仁6克，1剂，水煎服。

并交代辰辰妈妈，回去后赶紧煎药让其服用，每次15～20毫升即可。如果小朋友有发烧的情况，只要精神气色还好，体温没有超过39℃，就先不着急用退烧药，继续服用中药，可以少量多次服用。如果回去喝药后出汗了，没有出现发烧的话，就等明天再带过来看看。

第二天，辰辰妈妈带他过来复诊，告诉我说，昨天早上回去后煲好药，一共分3次喂给辰辰服用，每次15毫升左右，总共服用了大概50毫升。晚上小朋友精神有些倦怠，但是气色还好，只是很早就闹着说困。妈妈和爸爸守着他到大半夜，注意到他出了一身汗，就给他擦汗换了衣服，并没有发热的情况。隔天复诊的时候，明显感觉小朋友精神状态好一些了。只是虽然没有流鼻涕、打喷嚏的情况，但是明显呼吸会急促一些，并且伴有痰鸣音。

我告诉辰辰妈妈，辰辰之前是外受风寒，寒气一直憋在体内没有发出来，昨天用药出了汗，应该是不会再发热了，但是因为外受风寒，引起哮喘发作了，所以要继续用药。考虑是风寒型哮喘，所以用药：

炙麻黄10克，杏仁6克，炙甘草6克，苏子6克，莱菔子6克，白芥子6克，蛤蚧1支（去头），半夏6克，陈皮6克，生姜2片，3剂，水煎服。

3天后，辰辰再复诊，这次来小家伙精神好多了，呼吸也基本

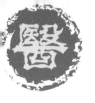
正常，我告诉辰辰妈妈，不用再吃药了，这几天给辰辰加辅食时，可以煲点粥、面条这种好消化的食物，注意不要给孩子吃水果、酸奶这类食物。另外，特意交代这段时间一定要避免小朋友着凉，以免复感。

小儿哮喘是儿科最常见的慢性呼吸道疾病之一，之所以比较常见，跟婴幼儿时期的体质会有很大关系。一方面，小儿先天禀赋不足，这与小儿的生理特点有关，小儿肺脏娇嫩，而脾胃又比较虚弱，肾脏功能也尚未发育完全。人体水液代谢主要靠肺、脾、肾这三个脏器，如果肺、脾、肾三脏功能失调，就会导致水液代谢失常，痰浊内生，痰饮之邪留伏于肺脏，所以，小儿本身就容易出现呼吸系统的问题。另一方面跟外感风寒或者风热等邪气，以及接触到一些诱发哮喘的气味或者物品，进食一些诱发性的食物等有关。其中，感受外邪是最常见的病因，而诱发哮喘的器物、气味、食物，往往又会成为加重哮喘的病因。所以，预防小儿哮喘，首先就要尽量避免小儿感受外邪。

针对兼有表证的小儿哮喘，临床上我以上述药方加减用药较多，有效率也比较高，能很快缓

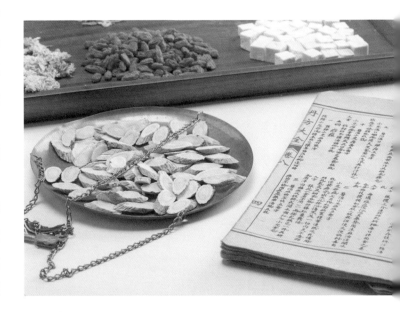

解哮喘的症状，成人哮喘也在该方上加减用药，如果成人严重且伴有黄痰，加川贝，更严重者，根据患者情况，会考虑配合双定喘、双肺俞穴位注射曲安奈德针，大多数一次就能有明显改善。

鼻 渊

小儿鼻炎：中医称鼻渊，是指儿童鼻部反复出现堵塞或反复打喷嚏症状的疾病。

小儿鼻炎多发于6～14岁的儿童，是儿童成长期的一项持久战，因为经常是由感冒引起的，所以也容易被家长忽视，以致对儿童生长发育造成不良影响。当然，不能忽视，但也不用太过紧张，以免焦虑紧张的心态影响到孩子。

小儿鼻炎是我在临床中感悟比较多的一个病症，这种病症是一种以鼻部出现反复打喷嚏，或见鼻部有异物堵塞为主要症状的临床表现。之所以说感悟很深，是因为很多出现鼻炎的儿童，尤其是鼻炎经常发作的儿童，父母都或轻或重有出现焦虑的症状。

我们需要将鼻炎与一些其他病症做鉴别，比如与头痛、与感冒，感冒也有打喷嚏的症状。头痛应和鼻窦炎中医风热型做一个鉴别。风热型的鼻窦炎，相对也有一些头痛的表现，我们平时在临床中一定要学会去鉴别。

鼻炎是什么原因导致的呢？我发现南方比北方偏多，为什么呢？因为南方有两个"多"，一个是多风，第二个是多空调，鼻炎和空调的关系是比较密切的。很多人在夏天晚上盖着棉被吹空调，且紧闭门窗，这样虽说是夏季来了，但你却改变了你的生存环境。

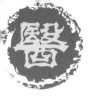

古人说：从之则苛疾不起，逆之则灾害生。说明顺从这个环境，就不容易生病。夏天来了，你却盖着棉被，能不生病吗？毛孔都张不开，不能正常地帮你去调解呼吸，鼻孔里吸进来的都是冷气，你的肺部每天受到冷热交替的刺激，久而久之，你的免疫力肯定会出现问题。

沿海多风，因为受到海风的影响，全年随时可能有风，且风比较大。而且南方又偏热，人体毛孔容易打开。毛孔张开就很容易受风，受风就容易感冒，一感冒就刺激鼻腔分泌物分泌，这又是一个诱因。

我发现，鼻后段和肝火旺、肝胆湿热有关系。也就是鼻涕倒流、鼻窦炎和肝胆湿热有关系，鼻尖这个位置，如果长了酒渣鼻，也和肝胆湿热有关。

虽然中医说肺开窍于鼻，但是不一定鼻子整体都和肺有关系，它的每个部位和某一个脏腑也是关联在一起的。例如：肾主耳，但是耳朵上也有分类，也分为若干脏腑和部位。舌为心之苗窍，舌头和心脏有关系。但是舌尖为心，两边为肝胆，中间为脾胃，后边为肾，它又分为五脏六腑。还有眼睛，虽然说肝主目，但是上下眼睑又和脾有关系，内外眦又和心脏有关，白睛属肺，这又分为五轮学说。所以，某一个部位上，不一定完全对应这个脏腑，虽然和这个脏腑是关联的，但是它又分为若干个小部分。

生活中一定要注意保护好我们的肝胆，要少熬夜，清淡饮食。免疫力提升就不容易生成这个疾病。如果喜欢吃一些辛辣的，辛辣走肺，肺开窍于鼻，那是不是就容易形成鼻炎？风容易诱发鼻炎，过寒、冷热交替也容易诱发鼻炎，这就是鼻炎临床的起因。

鼻炎症状，也有寒和热的鉴别，过敏性鼻炎也就是中医里的风寒型，对应着的症状就是打喷嚏、流鼻水，需要拿一张张纸巾去擦，有很多人说话声音闷闷的，就像感冒一样。风热型主要表现就是鼻塞、头痛、打鼾，或者是说话声音有变，鼻涕倒流。看这个人的表现，有的还说是腺样体面容，这都是中医里属于风热型的症状。

在临床中我也总结出了一些治疗方案。针对鼻炎最佳的治疗方案，排在第一的是针灸，第二是雾化的吸入，第三是中药调理，第四就是多运动，增强体质。所以我经常听很多人跟我说："医生，我现在经常运动，体质变好了，我发现我的鼻炎也好了。"

第一位是针灸，选穴一般是印堂、迎香、双合谷、足三里。足三里是针对全身的免疫力，它是胃经的一个穴位，对提高全身免疫力都特别好。治疗疗程，小孩一般大概在15天，成人在1个月左右，有效率还是挺高的。

第二位就是雾化的吸入和外用。如外用，用辛夷、苍耳子、薄荷、蒲公英、冰片这一类取适量打碎，用茶籽油来浸泡，然后用浸泡后的油往鼻孔内每次滴1滴，不要过量，让它慢慢地滑下去，使整个鼻腔保持湿润即可。滴多了会沿着鼻后孔倒流，刺激喉咙，会有一些不适感。

雾化吸入是把中药煎成汤剂，然后用雾化机把它雾化后对着鼻孔熏蒸，它也能起到修复的作用。临床中也有一些伴有鼻痒的，我配合着一些外用的西药，比如把红霉素眼膏涂在鼻腔里，它能起到湿润的作用，就没那么痒了。没那么痒，不用抓挠，鼻黏膜就不会破坏得那么严重。所以除了中药的外用药，还可以中西医结合，配合使用。

中药的话，需要辨证是风寒型还是风热型的。针灸和外用、外雾化吸入，对风寒、风热型鼻炎效果都不错。但是如果用中药内服，

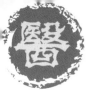
就要辨证来用药。风寒型的，我的经验方是麻黄附子细辛汤，加上玉屏风散，再佐一点点辛夷、苍耳子这一类的，针对鼻部的引经药即可。针对风热型，我也有一个经验方：用炙麻黄，加上千百鼻炎片的一个成分，也就是千里光、黄柏、川芎、白芷，用这个方子加点石菖蒲，再加点解表的。我发现有效率是很高、很快的。一般大人、小孩用这个方子，他们的治愈速度是一样的。治好了以后，有的人容易复发，有的人不容易复发。

针灸对鼻炎的治疗效果就更好一点了，中药配合调理，也大部分有效。当然没有针灸和外用药治疗有效率高。针灸和外用药治疗，有效率能达到90%，但是中药的话，有效率在85%左右，所以针灸排在靠前一点。

腺样体肥大，我曾经治疗过的病例，有堵90%以上的，治疗一段时间以后慢慢地就好了。还有一部分孩子，当时治疗后症状消失了，过一段时间可能还发作，但是也不要紧。发作了再治疗，慢慢随着年龄的增长，过了10岁左右，很多腺样体肥大的，就都好了。

针对鼻塞，张嘴呼吸的，一些儿童来找我看腺样体肥大，还有鼻窦炎、鼻息肉的，就用我刚才的这个方子，有人3天能见效，有人需要15天，也有人需要的时间就更长一点，有人可能需要30天。当然和人的防护情况有关，还和体质有关。

饮食上注意冰冻类、辣椒、油炸类的不要吃，水果也要少吃或不吃，减少过量吃甜食，不要暴饮暴食，这样对我们的免疫力就起到了保护作用。外界的因素也要注意，比如少吹风，少开空调，少开窗等。我们知道，腺样体肥大和鼻涕倒流、鼻窦炎和肝火有关系，所以还要注意好情绪，少熬夜，因为半夜11点到凌晨3点是养肝胆的时候。然后再增强一下体质，也就是多运动，每天要有规律，持之以恒，体能上来，鼻炎自然而然就好了。

病例：

翁女士是来诊治失眠时认识的，她本人并不相信中医，可长时间的失眠让她形疲神困，又不想年纪轻轻过度依赖安眠药，抱着试试的心态来我这儿治疗，并且要求不用药，只用针灸。针灸一段时间后，失眠有了明显改善，她表示，想跟诊学习中医。断断续续跟诊一段时间后我才知道，她并不是对中医多感兴趣，而是想通过跟诊了解中医的疗效，再决定是否带孩子过来调理身体。

翁女士的孩子轩轩今年 10 岁，鼻炎已经好几年了，翁女士带他看过好多医生，但始终没有达到翁女士满意的程度。在跟诊一段时间后，她带轩轩过来看诊。轩轩来诊时，出现鼻塞的情况已经有一段时间了，白天鼻塞会轻一些，晚上会加重，打鼾，张口呼吸，有黄鼻涕，但是鼻涕并不容易流出，唇红，便干，脉浮洪，苔厚黄。带来的检查报告上诊断腺样体肥大、伴鼻甲肥大。我告诉翁女士，孩子的这种情况，在中医看来，属于风热型伴有脾胃不和的鼻炎，我们也称"鼻渊"。如果相信中医，可以先吃 1 周的中药看看效果。

翁女士问可否用一些理疗的方法治疗缓解，我告诉她，理疗可以配合，但是孩子当下的情况需要用药。在跟她和孩子沟通后，我考虑以清热益气、宣肺通窍为主，用方：

炙麻黄 6 克，苏叶 6 克，蝉蜕 6 克，牛蒡子 6 克，千里光 6 克，黄芩 6 克，苍耳子 3 克，法半夏 6 克，陈皮 6 克，石菖蒲 6 克，白芷 6 克，白术 10 克，防风 6 克，黄芪 10 克，7 剂，水煎服。同时佐以小儿推拿。

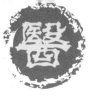

　　大概 10 天左右，翁女士带孩子前来复诊，告诉我说，用药后，孩子鼻塞有所缓解，尤其是晚上睡觉时，张口呼吸的时间和打鼾的频率明显减少。在了解孩子的情况后，我建议原方继续服用 1 周加以巩固。同时，我告诉翁女士，像轩轩这种情况，因为患鼻炎的时间比较久，虽然这次是外感风热引起的，但是归根结底，还是跟孩子体虚有关。所以，这次用药后，即使症状明显缓解，还是建议继续用药一段时间，只是不需要像现在这样连续用药了。

　　类似轩轩这种情况，在后期调理的时候，我一般是在玉屏风散的基础上，加卷柏、红花等活血药加减调理，用药大概 20 剂后，孩子鼻塞、打鼾、张口呼吸等症状基本消失，检查也显示，腺样体部分缩小，鼻甲肥大基本改善。

　　临床上，像翁女士这样的患者我遇到过不少，他们对中医了解不多，对中医，尤其是中药，并不是很信任。同时，他们的就医过程，有些许病态：他们想要的结果和医生能给到的疗效很难达成一致，于是，就医过程就是不停地换医生，不断否认遇到的医生。些许程度的症状并不一定是病理状态，家长认为的"没有疗效"或者"疗效不好"，其实跟家长本身的焦虑有很大关系。这种接诊基础，很难在临床上取得患者家属的信任。可是儿科的很多问题，跟家长的信任有很大关系，因为，儿科的问题，跟家长改变家庭习惯，监督和执行医嘱密切相关。

　　小儿鼻炎很多都是因为感冒导致的，所以为了避免出现小儿鼻炎，积极地预防感冒很有必要。为什么小儿会因为感冒诱发鼻炎，主要还是因为小儿鼻子的形态发育和生理功能没有发育完善，抵御外界的不良刺激能力比较弱。所以，鼻炎就容易伴随感冒发作，如果护理不当，急性发作转为慢性后，严重影响孩子的睡眠、注意力、记忆力，甚至面容变化。那么，除了预防感冒，为了预防鼻炎，家长还需要做什么呢？

我接诊小儿鼻炎的患者，都会要求家长：首先，适当增加孩子的运动量，适当运动能提高人体抵抗力；其次，忌食冷饮寒凉之物，少食或不食刺激性、容易过敏的食物，如辣椒、海鲜等；最后，帮助孩子按摩鼻部的迎香、印堂、风池、风府等穴位，每穴位点按2~3分钟。同时，在孩子鼻炎发作时，尽量提醒他用温水刷牙洗脸，避风避寒，偶尔使用通鼻药可以，但不能形成依赖，以免形成反弹性鼻炎，加重鼻塞的症状。

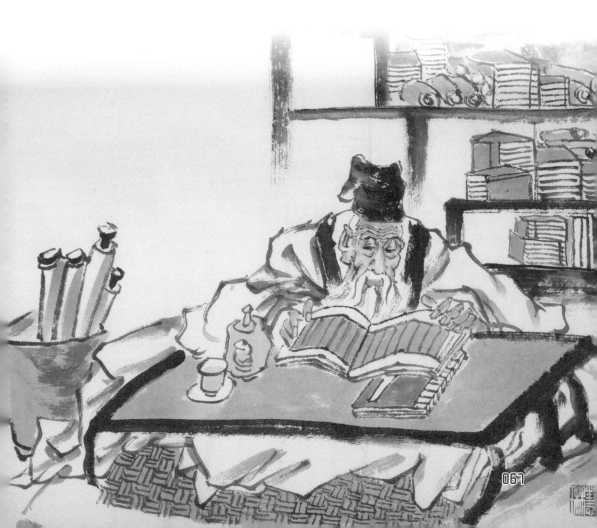

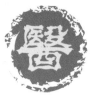

像轩轩这种情况，是我们临床上常遇到的"风热型"鼻炎，这种鼻炎近似西医中的鼻窦炎、腺样体肥大、鼻息肉等。我们临床上还会遇到另一种"风寒型"鼻炎，这种近似西医中的过敏性鼻炎。这一类的鼻炎，临床上多见于脾肾阳虚、外感风寒型。用药我多以温阳益气、解表散寒为主，常用方：

炙麻黄6克，细辛3克，制附子3克（先煎），防风6克，白术6克，黄芪15克，苍耳子6克，辛夷6克。

一般根据患者的情况，在此方上加减用药，大多5~7剂有明显改善。

让孩子保持良好心态，积极配合医生治疗，做好个人卫生和护理，孩子自然能够早日康复。

腹泻（肠易激综合征）

腹泻：又称"泄泻"，多指排便次数增多，粪便稀薄，甚至泻出如水样而言，临床上分寒湿、湿热、伤食、伤肾、脾胃虚弱、阳虚等几种证型。属于临床上最常见的一种肠道功能性疾病，是一种特殊病理生理基础的、独立性的肠功能紊乱性疾病。其症状在现代医学中常被诊断为肠易激综合征的疾病。

检验：久泻伴腹痛，或大便出血鲜红，建议去医院进行肠镜检查。

注意：禁忌生冷、辛辣等食物。

腹泻有很多种证型，有人是积食引起的，有人是阳气不足引起的，有人是脾虚而引起的。现在给大家讲的是受寒而引起的，我发现不管脾虚还是阳虚，前提条件都是长时间地受寒凉，慢慢而引起了寒湿阳虚体质，或者是脾虚体质，因为寒凉过了就容易伤脾。

一些成年人喜欢喝冰啤酒，或者是喜欢吃冰冻的，如冰水、冰激凌等。吃到一定程度以后，很多人就会出现一个症状，就是一吃点东西就会拉肚子，刚一起床或者是凌晨四五点肚子就叽里呱啦地开始"叫"你起床了，要赶紧上厕所，这在中医里有个名词叫"鸡鸣泻"。有种药叫四神丸，就是专治这类病症的，它也是因寒而引起的。

吃了寒凉的东西导致的腹泻，它有一个特点，就是平时还比较正常，但吃点生冷的，或者是生的东西，就想去厕所，一天去的次数大概是3次以上，我们就称它为寒湿引起的腹泻。

对于寒湿引起的腹泻，治疗主要还是以平胃散为主，加补骨脂、肉豆蔻、吴茱萸和五味子这四味药加减。有时候我会佐一些大枣，或者加点健脾益气的党参或白术这一类的，我发现见效率特别高，疗程是半个月到1个月。

还有另一个方子效果也较好：半夏泻心汤，但要注意黄连一定要少量，不能喧宾夺主，黄芩就不用了，把干姜改成制黑附子，干姜也可以少佐一点儿，治疗因寒而引起的脾虚泻比较好。针对阳虚体质的，配合着附子理中丸来加减，效果也特别好。

成人治疗腹泻是如此，其实儿童治疗方案也是如此。吃了寒凉的东西而导致的腹泻，首选的方子也是在四神丸上加减，喝的时候汤剂的量减少一点就可以了。一般几岁就喝几十毫升，即1岁儿童喝10毫升，2岁儿童喝20毫升，3岁儿童喝30毫升。只用一天到两天效果就很好了。除了对蛋白不耐受的，要用一些防腹泻奶粉，

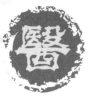
其余因寒湿而引起的用这个方子效果特别好，只需要 1 剂药即可。

寒凉和久坐都很容易导致肠胃蠕动减弱，免疫功能下降，应激能力下降，所以那些总是喜欢抱着一杯冷饮，喜欢吃寒凉冰冻食品的，夏天喜欢待在空调房，IT 等行业长时间久坐不动，伏案工作的人，就很容易出现腹泻的现象。

病例 1：

张先生 35 岁，来诊时我首先注意到他面色苍白，精神不振。听张先生自述，近 3 年来时常腹泻，一般凌晨 1 次，每次餐后 1 次，严重的时候，晚间至少 2 次；大便不成形，清稀状。近 1 年多，不敢在外用餐，肠胃极其敏感，稍冷、稍辣，或者口味过重一些的食物，都容易引起或加重腹泻。到医院检查，诊断为肠易激综合征，用药后会有所缓解，但是始终没法痊愈，饮食稍不注意就容易复发。

了解张先生的问题，加上他舌胖大有齿痕，苔白厚，脉沉细，以及形寒肢冷、腰膝酸软冷痛、腹软喜按等情况，考虑他是脾肾阳虚、寒湿郁阻型腹泻。确定问题后，临床用药考虑以温阳止泻、健脾益气为主，遂开方：

半夏 10 克，黄连 3 克，补骨脂 6 克，肉豆蔻 6 克，五味子 6 克，吴茱萸 6 克，干姜 3 克，人参 6 克，甘草 6 克，大枣 10 克，炒白术 20 克，10 剂，水煎服。

我告诉张先生，除了用药外，他的一些生活习惯也要配合调整。首先，饮食一定要忌生冷，水果类的不建议食用。凉的食物都会伤害身体的阳气，水果大多属生冷，健康人适当吃是没有问题的，如果吃多了，就会明显感觉腹胀，张先生本身阳虚明显，所以，建议其忌口不食。其次，适当地晒太阳，早上八九点和下午四五点的时候晒背30~60分钟，以身体舒适为宜。张先生阳气不足，畏寒怕冷，适当地晒太阳，能增加身体的热量，促进身体气血运行，提高免疫力。最后，避免久坐，适当活动。适当地活动能够促进人体气血流通，气血流畅了阳气自然充沛。

临床中，我遇到过很多类似张先生这种情况的患者，他们大多除了本身先天体质较差外，跟现在生活条件好，日常生活习惯中，过多追求"舒适"也有很大关系。例如，天热的时候，吃冷饮，吹空调，过食生冷食物；上班久坐，下班久卧，活动量较少；晚上夜宵吃喝不忌口等不良习惯，都会损伤脾肾阳气。尤其是本身体质较差、先天禀赋不足的人，后天如果亏损太过，很快就会出现脾肾亏虚等虚劳症状。初起时，很多人不太在意，往往是等到症状严重了，甚至已经影响到日常生活，才引起重视。

大概半个月后，张先生前来复诊，精气神已经没有之前那么萎靡不振。他告诉我说，腹泻没有很明显改善，一天还是会有3次左右，但是感觉身体没有以前那么虚弱了，可能与吃药和晒太阳都有关系，现在也没有以前那么怕冷了。我告诉他，因为腹泻的时间太久，他的身体比较虚弱，治疗的时候，不能单单只针对腹泻，在调理的过程中，他的其他问题也会慢慢改善，所以不要着急。针对他复诊的情况，在原方上稍做调整，继续服用10剂。

张先生陆陆续续用药调理将近3个月，身体的整体情况才得到明显改善，后续我也交代他，如果再有不适，一定要及时就医，切勿拖延太久，再次损伤身体。

临床上，慢性腹泻分很多证型，除了张先生这种脾肾阳虚型外，还分寒湿困脾型、肝郁脾虚型、脾胃虚弱型等。一般寒湿困脾的特

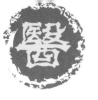

点除腹泻外，主要有肠鸣时作，脘腹闷胀，食少纳差，身困肢冷等；肝郁脾虚型则多见胸胁胀满不适，时有嗳气，生气或精神紧张时大便次数会增加；脾胃虚弱则主要表现为大便时溏时泻，完谷不化，进食后易腹胀，稍进油腻食物或劳累时，大便次数明显增加等。无论哪种腹泻，都会严重影响人的身心健康。腹泻时间太久，人的免疫力也会下降，慢慢会出现一系列其他相关的问题，如失眠多梦、紧张焦虑、心慌气短、体弱多病等。所以，如果身体出现不适，一定要及时就诊治疗，弄清是什么问题导致的，才能尽量避免延误、加重病情。

病例2：

孙大爷有个2岁的小孙女孙宝，有一次，不知道是什么原因，小孙宝突然拉起了肚子。第一天的时候，孙大爷想着，夏天孩子拉拉肚子排排毒也好，注意点孩子的饮食就不会有什么问题，谁知道，到了第二天的时候，小孙宝拉肚子的次数不仅没减少，反而愈演愈烈。而且，孩子拉稀拉得眼睛都凹陷下去了，吃饭不香，没什么食欲，人也没精打采。这时候，孙大爷才着急了。小孙宝父母都在外地工作，最近，两人因为工作忙，刚刚把孩子送回来，结果刚回来孩子就成这样，孙奶奶急得直埋怨孙大爷。两人正抱着孩子准备去医院检查时，正好遇上了回家休假的我。

我看了一下小孙宝的舌苔，发现她的舌苔厚且白，问了一下小孙宝的饮食状况和睡眠情况，大概了解了小孙宝腹泻的原因。原来，孙大爷和孙奶奶觉得夏天太热，晚上睡觉时，没有注意给小孙宝盖好被子，再加上小孩睡觉可能不老实，导致腹部在夜间的时候，暴露在外面，腹部被空调风吹到，受凉了，所以引起了腹泻。

了解了原因后，我告诉孙大爷孙奶奶，像小孙宝这种情况，不如试试用中医治疗，副作用小，且见效快。经同意后，我给孙宝开了1剂药方：

补骨脂、吴茱萸、肉豆蔻、五味子各6克，黄连3克，加水煎服。

拿到药方后，孙奶奶急急忙忙就去药房买药。下午的时候，孙大爷告诉我，药很苦，小孙宝喝的时候哇哇直吐，但药效的确不错，一剂药下去，小孙宝的腹泻就好了。

很多家长会注意到，一到夏天，小儿就极易腹泻。为什么呢？一方面是由于夏天天热，家长极易疏忽小儿腹部的保暖，小儿腹部受凉，肠蠕动就会加快，就容易造成小儿腹泻；另一方面是由于小儿身体各器官还未发育完全，抵抗病毒的能力较弱，再加上肠胃消化能力差，夏天气温又高，细菌容易繁殖，更增加了小儿被细菌感染的可能。因此，夏天的时候，小儿很容易患上腹泻。为了避免小儿腹泻，家长在夏天的时候，要多注意调整小儿的饮食，如制作易消化的食物，还要注意孩子腹部的保暖。如果小儿已经有了腹泻的表现，家长应尽快寻医治疗，以免加重病情，影响孩子的健康。

痛经

痛经：痛经是指女性在经期及其前后，出现小腹或腰部疼痛，甚至痛及腰骶。每随月经周期而发，严重者可伴恶心呕吐、冷汗淋漓、手足厥冷，甚至昏厥，影响工作及生活。目前临床常将其分为原发性和继发性两种，原发性痛经多指生殖器官无明显病变者，故又称功能性痛经，

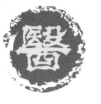
多见于青春期、未婚及已婚未育者。此种痛经在正常分娩后疼痛多可缓解或消失。继发性痛经多因生殖器官有器质性病变所致。

检验：在吃药无效的情况下，应选择 B 超及妇科检查，防止出现器质性病变、肿瘤以及子宫内膜异位等现象。

注意：禁忌生冷等食物，注意保暖。

对于痛经，西医的名称有很多，如腺肌症、子宫内膜异位症等。中医认为，痛经的形成，最主要是和寒凉之物有关系。性寒之品也得要注意，很多人喜欢煲一些汤，如薏苡仁汤、苦瓜汤、川贝炖雪梨，还有一些水果，比如西瓜、香蕉、柚子，这些都属于寒凉之品，常吃也有碍健康。

痛经都有什么表现呢？除了肚子痛，有的人还伴有呕吐，有人伴有胃肠的反应，还有人伴有腹泻；有人伴有头痛，还有人伴有腰痛等。痛经的伴随症状各有不同，这和我们的体质不同有关系。

在临床中如何治疗痛经呢？我总结出了两个方子，一个是我们的祖方，到现在为止有几千年的历史了，就是温经汤。每个月吃上大概 10 服，效果特别好，到目前为止有效率能达到 95% 以上。疗程是 3~5 个月，有的人第 1 个月就能起效，有的人第 2 个月起效，有的人是第 3 个月起效。5 个月下来，大多数人的月经都会规律了，也不痛经了。

针对达不到效果的少部分人，我也悟出了一个痛经方：在四物汤的基础上加减。也有温经汤的影子，当归用到 30 克，白芍 30 克，半夏 15 克，香附 15 克，九香虫 15 克，

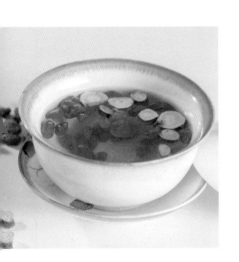

吴茱萸 15 克。很多人一听到我这个方子，对这个用量感觉有点惊讶，但是我在临床中发现，其副作用很小，且只有 1 个，就是容易导致腹泻。假如有痛经伴有便秘的，用这个方子那就是锦上添花。每次来月经前 6~10 天，吃上个六七剂药，两三个月也就不会再痛了。

痛经 95% 都是寒带来的，但是很多女性，都不知道自己是什么时候受的寒，很多小女孩，从几岁开始就抱着冰激凌吃，我是看在眼里痛在心里啊！因为这个小姑娘长大后就可能会出现痛经，或者容易月经不调，或者她的脏腑功能发育不好。不要以为那些小孩还没到月经期就没关系，还有很多成年人说：我不在月经期，吃一些冰冷的没关系吧？

我经常给她们举一个例子：一个贪污犯，20 年前贪污的，最近没贪污，他算不算贪污犯呢？那肯定也算！所以不要说在没来月经的时候受寒，就不会受到影响。其实都会受到影响的！因为我们人体的阳气是有限的，父母给的纯阳之体、给的能量需要依赖后天的补充，但是纯阳原本之阳，它是有限的，我们不要消耗太过。平时喜欢吃冰冻的东西，身体受寒，这些都对身体影响很大。

病例：

侯小姐今年 24 岁，未婚，有很严重的痛经，做过 B 超检查和妇科检查后，基本排除其他病症，确诊为原发性痛经。在多次西医治疗无果，且基本的止痛药已经对她没有任何药效的情况下，经朋友介绍，专程来找我。

侯小姐每次月经来潮，都会感到小腹异常疼痛，严重时甚至感觉生不如死。刚开始出现腹痛时，她经医生推荐，使用过芬必得等止痛药，刚开始时吃药能够缓解疼痛，但是吃完药后，排经量明显

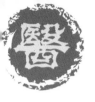
减少，甚至出现月经立刻结束的现象。后来经期腹痛时，靠挂点滴缓解症状，但仍旧是治标不治本，这一次月经顺利过去后，下一次月经来时，仍然会腹痛难忍。

在问诊时，我注意到侯小姐提到的一点，她说，她以前是没有月经疼痛的，后来有一次，由于没有发现来月经，在陪朋友去唱歌的时候喝了 3 瓶冰啤酒，在酒后的第二天就开始出现腹痛。以前月经期间从未出现过腹痛情况，从那次开始，每月来月经都会腹痛，而且一次比一次痛。

中医理论认为，痛经是由于气血不畅所致。阴阳失衡，气血失调，脏腑功能失常会导致冲任瘀阻，胞宫经血流通受阻，引起疼痛，即中医理论的"不通则痛"。现代医学则认为，痛经与体内的前列腺激素水平有关。在月经前 48 小时，子宫内膜的前列腺激素生成达到最高峰，就会直接让子宫血管收缩，如果再加上冷饮的刺激，"热胀冷缩"的原理会让子宫血管收缩得更加严重，造成缺血缺氧，然后就会产生疼痛。这与中医讲的气血不畅其实是一个道理。

在了解侯小姐的病症情况后，我告诉侯小姐，她的情况需要一个调养的过程，我给她开了一服温经散寒的药方：

当归、白芍各 30 克，益母草 20 克，吴茱萸、川芎各 15 克，桂枝、川断各 12 克，肉桂、党参各 10 克，法半夏 15 克，九香虫 15 克。

嘱咐侯小姐在经前 3 天开始煎药服用，早、晚各服 1 次。

我告诉侯小姐，这服温经散寒的中药不仅可以缓解经期腹痛等症状，还具有活血通络的功效，长时间服用，还能改善侯小姐面部色斑沉淀等症状。

除此之外，我还教给侯小姐治疗经期腹痛的按摩手法，具体做法：在来月经之前 3 天左右，取仰卧位，全身放松，将掌心置于神阙穴（肚脐）之上，靠腕关节带动手掌的指关节，于腹部产生柔和的震颤效果，震动的频率要快。每次操作 10～20 分钟，每日 1 次。

我还告诉侯小姐，在初次服用方剂调养时，如果震腹按摩不能缓解经期疼痛，可以在经期的前 3 天，在肚脐眼儿以及以下的小腹处多拔几个火罐，也能达到暂时止痛的效果。

侯小姐听从了我的建议，停止了服用止痛药和挂点滴的方法，在月经期快要到来时，来我这里进行了几次辅助的拔罐治疗，同时，坚持服用温经散寒的中药。一段时间之后，她告诉我，她痛经的症状不仅基本消失，面色也越来越红润，且色斑逐渐消失，最令她高兴的是，肚子上的赘肉也慢慢地消失不见了。

水 肿

水肿：多指因感受外邪，饮食失调或劳倦过度，导致体内水液潴留，引起头面、四肢、腹背甚至全身水肿，严重者还可伴有胸水、腹水等。中医诊断其病机特点为肺、脾、肾三脏功能障碍，三焦不通，膀胱气化不利，引起水肿。西医多见于肾小球肾炎、肾病综合征、肝病、充血性心力衰竭、内分泌失调以及营养障碍等疾病。

注意：饮食建议低盐或无盐饮食，每日食盐 1～2 克为宜；忌肥甘厚味及辛辣食品；注意休息，适当活动，水肿明显者，建议卧床休息；避风寒，预防感冒。

水肿指的是人体内水液潴留，泛滥肌肤，身体的一些部位出现

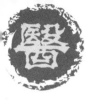

组织间隙有过多的液体积聚，使组织肿胀的情况。水肿经常出现于眼睑部、面头部、腹部以及四肢部位，严重的还可能导致全身水肿，甚至出现胸水、腹水的情况。

中医把水肿分为阴阳两种，阳水是受了水湿、湿、热等邪气，导致肺脾功能的失调，发病急，病程短，多是由头面部肿起，迅速遍及全身，常伴有口渴烦热、小便赤涩、大便秘结等症状。阴水多见于饮食劳倦、久病体虚引起脾肺虚弱，或肾气亏损导致的，起病则相对较慢，病程比较长，逐渐加重，多是从下肢肿始，由下而上，腰部以下比较严重，常伴有大便稀溏、神疲乏力等症状。

中医对水肿的病因解释有很多，如风邪外袭，导致肺失宣降，水道不通，引起水肿；或水湿之气内侵，平素饮食不节，多食生冷，以致脾失健运，引起水肿；或湿郁化热，三焦不通，引起水肿等。病理病机有很多种，多跟肺、脾、肾相关。临床常常需要结合患者的其他症状，才能综合诊断用药。现代医学认为，水肿多与肾脏疾病相关，临床主要以蛋白尿、血尿、水肿、高血压等症状为诊断依据。

患者症状表现的轻重有所不同，但大多数患者以水肿为首发症状，轻者仅晨起时眼睑及面部微肿，午后下肢略有水肿，经休息后短期内可消失。所以，在临床中遇到水肿严重的患者，尤其是年龄偏大的患者，医生往往会交代患者先做尿检，排除肾脏方面的问题。

中医辨证分型很多，比如说有用猪苓汤来调理水肿的；也有用真武汤治疗阳虚型的；风水相搏型的，用的就是麻黄制剂，也就是越婢汤加减的。在临床中治疗的方向是多种的。

在临床中，我发现水肿的成因多与受寒凉有关，受寒引起了水肿怎么治疗呢？我有一个主方，也是我在临床中的一个经验方。不管阳水还是阴水，是头面部、全身水肿或是下肢水肿，我的用方是五皮饮加减、五皮散加减，且治疗见效特别快，一般 7~15 天的疗程，效果就已经不错了。不过大家在临床中，一定要明白，这个治疗的时间，大概是那么长，并不是绝对的时间。这是我总结的经验，同行们可以在临床中慢慢地去体会、总结一下。

病例：

覃女士 35 岁，来诊时能明显看到眼睑有水肿的情况。据覃女士介绍，她最近总觉得身困神乏，爬个二楼都气喘，稍微多走一段路，就觉得腿沉心慌，近一年来，体重重了将近 5 千克。尤其是最近这段时间，天气很闷热，人也感觉胸口闷闷的。因为闺蜜在医院上班，所以先是去医院做了体检，体检并没有特别异常的表现，医生只叮嘱适当运动减减肥，早点休息。因为闺蜜之前找我调理备孕，我们都认识，所以，西医检查没有太大问题后，闺蜜就建议覃女士找我看看。

覃女士面白无华，眼睑略有水肿，除身困神乏、胸闷外，还有食欲不振、畏风畏寒等情况，我按覃女士小腿胫骨时，有明显指痕，且指痕恢复较缓。加上覃女士舌淡胖，苔白脉沉细，结合体检的情况，我考虑覃女士主要是水湿浸渍、脾气受困导致的水肿。遂开方：

桑白皮 10 克，陈皮 10 克，大腹皮 10 克，茯苓皮 10 克，生姜皮 10 克，白术 12 克，茯苓 10 克，苍术 12 克，厚朴 6 克，猪苓 15 克，泽泻 10 克，肉桂 6 克，10 剂，水煎服。

覃女士说，她小时候身体一直不好，在读大学之前，是村诊所和校诊所的常客，直到读大学后，身体才慢慢好一些。但是，可能以前打针输液太多，所以体质一直都比较虚。32 岁以前，身体感

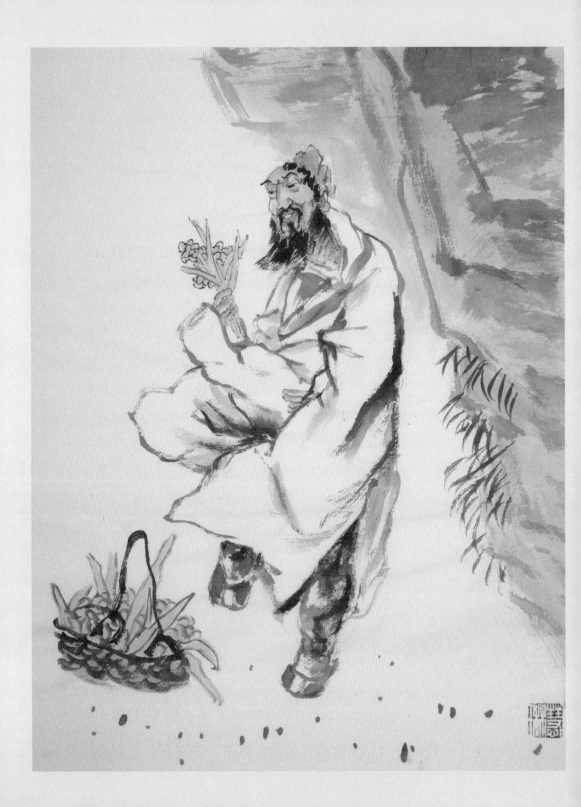

觉还没有明显的不适，32岁以后，整个人的精气神都差了很多，遇到工作忙，加班熬夜的时候，第二天一整天都精神不好，而且，一到下午就明显感觉腿胀脚肿。

这两年，由于换岗工作压力大，经常入睡困难，或者睡着后也容易惊醒，腿胀脚肿的情况就更严重了，完全不敢穿高跟皮鞋。以前穿软面、平底的宽松鞋，还不会感觉到有明显的脚肿情况，现在即使换鞋穿，也能明显看到脚肿。尤其是最近两年，体重隐隐上升，近半年重了将近5千克，这还是在一直有意识地控制饮食的情况下。因为这些问题都是随着这几年年龄增加慢慢加重的，所以一直也没有引起足够的重视，直到最近和闺蜜聚会，闺蜜说她人胖脸肿，才意识到是健康出了问题。

像覃女士这种情况的患者，我遇到过不少，在十几年前，大家对输液认识还不够的时候，很多人有过过度输液的情况。那个时候，由于信息传播渠道没有现在这么多样，家长育儿知识普遍不足，对孩子喂养、常见病养护的认识不够，再加上有些医生，对输液的认识也不够深刻，为了疗效快，出现发热、咳嗽、感冒等，都下意识选择输液治疗。输液确实见效快，但同时，由于孩子体质娇弱，这种治疗方式就会导致孩子的肠胃功能失调，直接或者间接地引起脾胃虚弱。所以，越是体质弱、经常生病的小孩，输液就越多；输液越多，脾胃就越虚弱，体质就越差。恶性循环的结果，就是孩子从小脾胃功能差，如果后天养护得好，饮食、运动等都能养成很好的习惯，体质还有慢慢改善的可能。但是成人后，大部分人受学习或者工作压力的影响，很难养成良好的习惯，甚至还兼有情致不畅的可能，进一步加重体质差、脾虚的情况。

我告诉覃女士，想要改善当下的这种体质，想要调整好自己状

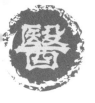
态，就必须从就医用药、合理饮食、高质量睡眠以及适当运动多维度着手调整：禁食生冷，慢跑运动，以及无论是否能入睡，都必须在晚上十点半之前关灯上床且不玩手机。同时，我也交代，覃女士的这种情况，建议先连续用药 2 个疗程，以后每个月再就诊调整 1 个疗程，至少连续 3 个月。

后续的治疗中，除了针对水肿的情况去调整改善用药外，我还结合覃女士肾阳虚兼有肝肾阴虚的情况做综合调理，陆陆续续调整半年后，覃女士的体质有了明显改善。

我在临床中，习惯引导患者在了解病因的基础上去认识疾病，因为只有这样，患者在以后的日常生活中，才能尽量改善或避免会影响到健康的不良习惯。我们常说，医生治病救不了命，在患者满心期望的就诊过程中，我们医生能做的，只有减轻患者的症状，让患者的身体更舒服一些。至于能否痊愈，能否达到很好的治疗效果，能否提高以后的生活质量，往往，是由患者自己把握的。

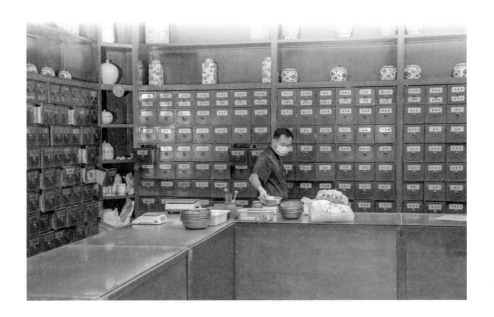

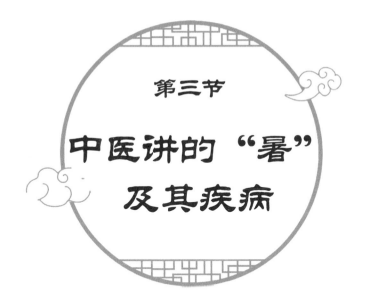

第三节

中医讲的"暑"及其疾病

暑是夏季的主气，为火热之气所化，暑气太过，伤人致病，则为暑邪。暑邪致病，有明显的季节性，主要发生于夏至以后，立秋之前。因此《素问·热论》中说："先夏至日者为病温，后夏至日者为病暑。"因暑独见于夏季，故有"暑属外邪，并无内暑"之说。

空间狭小，天气闷热易中暑

夏季温度上升，天气十分闷热。如果我们在狭小的空间里，就会明显感到闷热以及空气流通不畅。眼下汽车已经进入寻常百姓的家庭，可以说，每个市民，从大人到小孩，都不可避免地要跟汽车产生联系。在车子里睡觉的经历，也是屡见不鲜了。很多人都知道汽车长时间开着空调，会因为空气不流通，导致中毒。所以，大家在车上睡觉时都知道关掉空调。可是，由于疲劳，再加上刚熄火的时候空调冷气还在，并不觉得热，所以很快就会进入梦乡。

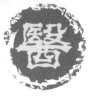
在熟睡时，汽车暴晒在阳光下，车内的温度越来越高，由于汽车空间狭小，空气流通不畅，没有新鲜空气补充，车内就会越来越闷热，人很容易出现浑身发热、乏力的中暑症状。有中暑症状时，人可能会苏醒，也可能不会苏醒，如果没有及时苏醒过来，就会出现危险。其实，汽车跟房屋一样，要保持通风，并可适度使用空调降温，能有效预防中暑。

顶着烈日行走在大街上易中暑

炎炎的夏日，人们不可避免要在户外行走。当你顶着烈日行走在大街上时，很可能因为大量出汗以及不能及时散热而中暑。所以外出时，一定要做好防护工作。建议尽量避免在上午10时至下午4时在烈日下行走；出行时，衣服宜选穿宽松透气的，最好戴个凉帽或者打把伞，并补充足够的水分。同时，外出时不要过度疲劳，可以走一段路就适当休息一会儿。

不要等口渴了才喝水

夏季气候炎热，人体很容易丢失水分，多喝水，及时补充水分，维持夏季体内水分的平衡。不过很多人都是等到口渴了才喝水，其实等口渴了，就表示身体已经缺水了。

身体内的水分能在体内起到一个调节体温的作用，如果身体缺乏水分，人体就无法调节体温，就很容易导致中暑。夏季的温度较高，人很容易出汗，而流汗过多将导致身体大量失水，如果不及时补充水分，人体失去调节体温的能力，人抵挡酷热的能力就降低了。

预防中暑，最重要的就是保证身体内的水分充足，那么，如何补充身体所需的水分？如何预防身体缺水呢？最理想的补水方法是根据气温的高低，每天喝1.5~2升水。出汗较多时可适当补充一些盐水，弥补人体因出汗而失去的盐分。

另外，夏季人体容易缺钾，缺钾会使人感到倦怠疲乏，含钾量丰富的绿茶是极好的消暑饮品。夏天的时令蔬菜，如生菜、黄瓜、西红柿等含水量较高；新鲜水果，如桃子、西瓜、甜瓜等水分含量为80%~90%，都可以用来补充水分。同时，乳制品既能补水又能满足身体的营养之需，也是夏季的首选食物。

"暑"引起的常见病

中暑

中暑：中暑患者以发热、乏力、皮肤灼热、头晕、恶心、呕吐、胸闷，烦躁不安、脉搏洪数、血压下降为主要症状。重症病例可有头痛剧烈、昏厥、昏迷、痉挛。

检验：生病超过2天以上建议检查。

注意：夏日出门记得要备好防晒用具，多补充水分。用西瓜皮（西瓜皮去掉绿衣和红瓤）制作食物，可有效防治中暑。

夏季是四季中最热的季节，中暑是这个季节的常见病、多发病之一。中暑的特点是发病急、转变快，且易伤津耗气。

夏季，人在高温环境中工作一段时间后，会出现轻度头痛、头晕、耳鸣、恶心、眼花、无力、口渴及大量出汗等症状，这就是中暑先兆。重体力者、业务员等在外奔波的人属于高发群体；年老体弱、孕妇、肥胖及有甲亢、糖尿病、心血管疾病的人也属于易发群体。

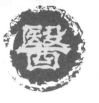

病例：

"吹空调要电费，电费这么贵，舍不得开啦！"夏天来临，很多中老年人为了节省电费，不愿意开空调。前来就诊的张阿姨也是其中之一。张阿姨今年 58 岁，退休在家，她平常就不怎么开空调。

前几天她找到我，说自己感到头晕目眩的，有点恶心呕吐，还很心烦，问是不是得了什么病，想开点药吃。了解了一下具体情况后，知道了张阿姨除不开空调外，最近还经常到屋顶打理菜园。根据这些信息，我给张阿姨把了脉，确诊她是中暑了。

明白了病因并确诊后，我让张阿姨回家吃点西瓜皮，就是西瓜白色的那层肉（中医称为西瓜翠衣）。张阿姨一听说只是吃西瓜皮，心里有点不放心，让我也给她开点药。于是，我给她开了一个药方：

竹叶 10 克，西洋参 5 克，知母 6 克，麦冬 10 克，半夏 3 克，石斛 10 克，黄连 3 克，甘草 3 克，水煎服，早晚服用。

开完药方后，我提醒张阿姨平时要注意天气变化，尤其要留心高温预报，上午 10 点到下午 2 点之间不要到屋顶整理菜园；注意室内通风，可以适当吹吹空调，保持室内温度在 26～28℃；平时多喝点水，多吃清淡、易消化的食品，如绿豆百合米仁粥、绿豆汤等。

1 周后，张阿姨打来电话说，她回去吃了西瓜皮，再喝了我开的药，那些症状都消失了，整个人神清气爽，舒服多了。

在这里，向各位朋友普及一下相关知识：西瓜属于夏季常见水果，瓜瓤具有生津解渴、消暑补水的功效，而西瓜皮也有清暑解热的功效，因此，建议大家吃完西瓜后，把西瓜皮留下来做菜吃，这样既饱口福又可预防中暑。

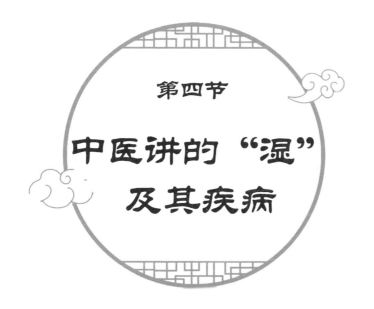

第四节

中医讲的"湿"及其疾病

　　夏秋之交，湿热熏蒸，水气上腾，湿气最盛，所以说一年之中暑夏最多湿病。在我国不少地方，尤其是南方，既炎热又多雨，导致空气中湿度偏高，加上或因外伤裸露，或因汗出湿衣，或因涉水淋雨，或因居处湿润，以致感受湿邪而发病者尤其多。

　　一般来说，湿邪为病，且湿、重、浊、黏、滞，病程较长。风湿掺杂，侵入肌肤在关节处形成的风湿痹证往往反复发作。风湿症常见产物多呈秽浊不洁之物，如皮肤病变的渗出物、湿热带下的分泌物，质黏而腥臭。湿的形成往往与地之湿气上蒸有关，故其伤人也多从下部开端。临床所见湿疹、带下等症，往往都与湿邪有关。

◈ 水湿往低处流，但是也会被蒸发

◈ 脏腑的湿气有哪些

◈ 导致湿气形成的原因有哪些

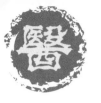

人为什么会生病 1

湿邪，也就是我们生活中所说的湿气，老百姓都知道。南方有，北方也有。南方偏重一点，尤其是在广东这个地方，好多人都拿湿没辙。很多患者问我："医生，你说我天天祛湿，怎么湿气还是这么重啊？"这和湿气的特性有关系：湿邪黏滞，就像玻璃胶一样，把它粘在玻璃上，等过几天你再想往下弄的时候，就很难弄下去了。

湿气在临床中的表现都有哪些呢？从头到脚，比如说头发油油的，头上起包，脸上油油的、长痘痘，还有一些皮肤类的问题，手脚心出汗，脚气，女性带下病，这些都和湿气有关系。这些都是表面的，那湿气在体内又有哪些反应呢？

当湿气走在关节，往下走不下去时，关节湿气也就比较重，此时再吹一点风，结合在一起，就会形成风湿。如果走在全身有什么表现呢？倦怠，懒言，神疲，乏力。走在头的内部则头部沉重，感觉没劲、没精神，上课时有些学生喜欢用手托着下巴，这些都和湿气有关系。

当湿气走在颈椎部位的时候，我们就感觉颈椎特别不舒服。比如说颈椎病，它也不是就单单因劳损引起的。颈椎病的形成，最主要还是风湿加上劳损，再加上血脉不通，就很容易导致颈椎病。

湿气在我们体内还有什么表现呢？它对应的脏腑，会有一些脏腑的表现，比如说对应的肝胆，有肝胆湿热，有人口苦，有人眼睛总是模模糊糊的，有人耳鸣，这是肝胆湿的表现；对应着脾胃，有脾胃湿热，手脚脱皮或者手脚心出汗，这些都和脾胃湿热有关系；对应着大肠，有大肠湿热，大肠湿热会大便黏滞不爽，拉完大便会发现有粘马桶的现象；对应膀胱，有膀胱湿热，膀胱湿热包括泌尿系感染和女性的带下疾病。

我们在谈到湿气的时候，其实4种湿热都有，只是侧重点不同。

有人侧重在脾胃上，有人侧重在肝胆上，有人侧重在大肠上。每个人的侧重点不同，每个人湿气的排泄途径也不一样。有人从头顶上走，有头油；有人从脸上走，长痘痘；有人从身上的皮肤上走；有人从阴囊的内侧走；或者女性从带下走；有人肛周瘙痒；有人往下，走在脚上，形成脚气。

女人比男人多了一个排毒器官"子宫"，所以她们往带下走多一点。男人就往脚上多一点，也就是说男人的脚，相对而言比女人臭一点，当然也不是绝对的。我们常说"臭男人"，一是指男人汗液多，二就是往下排湿的途径不一样导致的。

我们都知道，在自然环境中放一盆水，它就走两个方向：一个是被蒸发了，一个是水往低处流。体内的湿气，女性就容易走在妇科带下；或者往关节上驻，关节上风湿；或者往脚上走，形成脚气。容易在妇科这里和热结合在一起，变成湿热，特别容易形成妇科炎症。而被蒸发起来，走在表面会有头油；走在脸上，脸油油的，或者形成痤疮；走在头顶上，会出现痤疮类、脂性皮炎类的症状。

有很多人问："医生，这些我都知道，但是我应该怎么注意呢？它形成的原因是什么呢？""我天天吃怀山汤、冬瓜汤、薏苡仁汤……"把所有利湿的食物都给我报了一遍，比我知道的还多呢。结果呢，吃了1年也不行，不管用。

我也告诉大家，这叫杯水车薪。我们人体内的湿气太多了，不单单是你吃这点食物就可以祛湿的。因为湿气的成因有很多，有外因，比如说自然环境带来的湿气。我家是内蒙古的，还有陕西和新疆，这些地方气候比较干燥，湿气就不那么重，但也不能说没有。而且湿气的产生还和代谢功能有关系，如果你代谢不好，即使喝点水都有湿气。

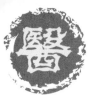

湿气来自环境

　　人和自然界是一个整体，人只有遵循自然界的变化而做出相应的调整，才能更好地适应气候，更健康地生活。例如，当夏季来临时，气温上升，天气变得炎热，于是，我们开始减衣服，穿上短袖上衣、短裤、裙子；当冬天来了，气温降低，天气变冷了，我们又开始加衣服，穿上毛衫、外套。

　　秦岭淮河将中国划分为亚热带和温带两部分，这两种气候都是夏季雨水较多，尤其是南方以及沿海地区。南方夏季较长，再加上气候炎热，地表水分蒸发快，空气中的含水量就非常丰富，因此，湿气就会比较重。人生活在这样的环境中，如果日常生活中运动不足，饮食不多加注意，身体就很容易受环境的影响，也就易出现湿病的相关症状。

　　我们说的环境，它包括气候环境、地域环境和季节环境，这些都会影响湿气的程度。比如说今年雨水多，那今年湿气就重；比如说到春天了，我在广东，回南天来了，那湿气就重；北方夏季，雨季来了，湿气也重。

　　湿气就是水湿，举个简单的例子，洗过的衣服，需要什么条件才会干？需要通风，还有太阳。太阳足的地方，楼层高，太阳好，通风比较足。我们知道楼层越低，湿气越重。在南方，湿气这么重的地方，我们相对要选择楼层高一点的地方，楼层低的地方，通风就不好，风气流动得慢，湿气就重，阳光照射又不好。如果你家房子周边有很多树木，那你家里的湿气也特别容易重。所以不但和你们家住的南北有关系，还和你们家所居楼层的高度也有关系。

　　湿气和季节也有关系，春天的时候，南方就多湿气，夏季多雨季的时候也多湿气。为什么我们说广东相对就更潮湿一点呢？因为内陆的冷空气过来以后，和亚热带海平面蒸发起来的水蒸气，相遇了以后冷热交替，因为风是冷的，蒸发起来的气是热的，所以冷热交替就产生了湿气，降落在广东这个地方。所以相对而言，广东的回南天就重。

湿气吃出来

我们喜欢喝的凉啤酒、冰镇饮料等都容易引起湿邪的产生。这是为什么呢？举个例子，夏天，我们从冰箱中取出一瓶冰镇饮料放在桌上，过一会儿会发现瓶子的外壁上有很多水珠，这是因为空气里的水蒸气由于温度降低最终液化而成。温度不断降低的水蒸气，就是湿气。再举个例子，当我们洗澡时，会发现浴室的镜子上有很多水雾，这也是湿气。综合这两个例子，我们就能理解，在冷热交替的情况下，湿气很容易产生。同样的原理，我们身体是热的，当冰镇过的食物或饮料进入到肚子里以后，在你的体内，在你的肠膜之间，在你的肌肤之间，在你的脏腑之间，在你的胸膜之间，冷热交替，就会产生水湿，停留在这些部位，那当然湿气会重。所以我们发现，原来饮食寒凉的东西容易导致湿气。

另外，我们都知道脾的功能是运化水谷的。当我们吃了冰镇的食物或喝了冰镇饮料后，会伤害脾（因为脾喜燥不喜湿），脾受伤就不帮助我们干活，脾一旦运化无力，体内的水湿就会停聚，代谢不下去，那么身体内的湿气就加重了。同时，吃过多辛辣的食物、肥甘的食物，以及难消化的食物，也容易伤到脾胃，使得脾胃失调，湿气代谢不走，加重体内湿气。所以，日常生活中，我们要少吃冰镇的食物，以及辛辣、肥甘的食物。

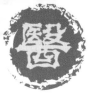
不运动湿气不出

运动容易出汗，出汗不仅能排毒、散热，还能去湿，因为运动可以促进身体器官运动，加速湿气排出体外，增强人体内的水分代谢，现在大多数家庭以及工作场所都有空调，出汗的机会减少，加上工作忙或天气炎热，人们常常会感觉身体沉重、四肢无力而不愿活动，但越是不运动，体内淤积的湿气就会越多，久而久之，必然就会导致湿气攻入脾脏，引发一系列的病症。因此，越"懒"越要运动。

我刚来到深圳的时候，手很容易脱皮，我没有去吃任何药，就是通过运动、锻炼去排汗。最好每天能坚持慢跑 3~7 千米，步伐不要太快，随身体的状态，状态好跑 7 千米；状态不好跑 3 千米；状态一般，那就跑 5 千米。通过运动来排湿是最好的。很多人认为吃点祛湿的食物就行了，其实吃 1 个月祛湿的食物，都不如你去运动一次的效果，增强自己的代谢功能，这才是万全之策。

情绪不佳湿气易停聚

忧思过度，会引起"茶不思，饭不想"，这也会伤害脾胃，就如上文所说的，脾胃不帮助代谢，那么湿气就会停聚在体内而不出，这样人体的湿气就会加重。因此，我们要注意调整自己的情绪，多参加一些修身养性的活动，用开朗、积极的心态看待不称心的人和事，这样情绪自然较佳，就会"无厌于日"了。

大家明白了产生湿气的因素那么多，那方方面面都要注意到。因为你只靠注意饮食方面，不足以改变。饮食只是湿气这个木箱里头的一道阀门，你只是开了一道阀门去排湿，而却有四道阀门往木箱里输湿气，即环境、饮食、情绪、不运动。你单单只换个地理环境，或只改变情绪，都不能达到理想的效果，你看在北方也有湿疹，也有头发油，也有湿气重、脚气等，因此，要综合在一起注意去排湿气，注意生活中那些易产生湿气的因素，从根本上来调理改善，也就是中医说的改变环境，把湿气的原因掌握好，不让它产生湿气，那就不会产生这些疾病了。

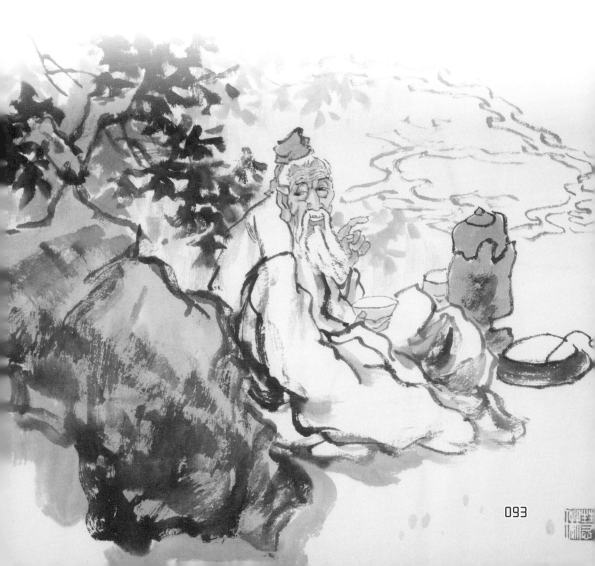

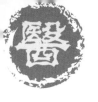
"湿"引起的常见病

湿疹（皮肤病和小儿湿疹）

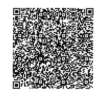

湿疹：湿疹初起，面部皮肤干燥，并生出密集的丘疹；丘疹可逐渐变为水泡，同时有水液渗出，湿烂，渗水干燥后结成大片黄色结痂。

检验：治疗 1 个月无效，查过敏原。

注意：不要食用辛辣有刺激性的食物。

湿疹，中医文献中记载的"浸淫疮""旋耳疮""绣球风""四弯风""奶癣"等病症，类似西医学的急性湿疹、耳周湿疹、阴囊湿疹、异位性皮炎及婴儿湿疹等。湿疹是一种常见的过敏炎症性皮肤病，以皮疹多样性、对称分布、剧烈瘙痒、反复发作、易演变成慢性为特征。

湿疹易让人瘙痒难忍，无论身体的哪个部位患了湿疹，都会因剧烈的瘙痒给人带来巨大的不适，甚至影响其正常的工作和生活，长时间治疗不彻底可以导致精神萎靡、烦躁及精神因素障碍。

湿疹最常见的起因有环境因素（地理环境、气候环境、时间环境）、饮食、情绪、不运动等。我们对色红伴有液体渗出的称湿性湿疹，皮肤干燥伴有皮屑为主称为干性湿疹。

对于湿性湿疹的治疗，主要以健脾祛湿为主。一般我在临床中，以二妙散加减为主，再加个主方五皮饮。还有加一些收湿收汗的，有时候会备一些牡蛎、龙骨，再加上点麻黄根，我们从里边再建立一个排泄途径——小便，加点车前子，这都是我的治疗方案。

我治疗湿疹的疗程是不等的，湿性本来就是重浊黏滞，一般

需要时间就长一点，最少一般都得 7 天，也有需要几个月的。80%
的人的治疗时间是 7～30 天。

但是干性湿疹，相对就不那么好治，因为干性湿疹一般伴有的
痒偏多，以痒为主，渗出这方面少，痒的症状多一点，偏红，类似
于西医里过敏的现象。这个治疗的方案，主要还是以主方防风通圣
散来加减的，以解表面的一些湿毒为主，内服加上外用。外用的话，
一般用防风、苦参、土茯苓、白鲜皮，这几味来煮水洗，或者用四
黄饮，比如说生大黄、黄连、黄柏、黄芩，把它们煮水来外洗。还
有的时候，面部带有一些类似于过敏性的，西医所谓的激素脸，我
一般用的是四黄饮打成粉，然后用鸡蛋清或者蜂蜜来做面膜，这都
是我的一些治疗方案。治疗的疗程，一般都是在 1 个月左右，对干
性的湿疹也是这样。

我们知道治湿疹、去湿气，用中药是一方面，还应配合着针灸，
针药结合，提高代谢功能，还有人会增加外用药，但是如果想要更
加强一点有什么方法呢？那就是多运动。我发现运动是治疗湿气、
祛湿最好的方法，比其他方法都好。因为运动可以促进代谢的功能，
还可以排汗、排湿毒，这样会更快地促进湿疹康复。

饮食方面应该注意什么呢？伤脾胃的东西尽量不要吃。毕竟脾
胃是运化湿气的，如果脾胃不好，湿气运化不了，就容易引起湿疹。
容易患皮肤类的疾病，基本都是和脾胃的运化功能有关系。所以治
疗脾胃，主要还是保护好脾胃，防止伤害脾胃的行为。冰冻的、辣
椒、过甜食、油炸的，这类易伤脾胃的食物，生活中都应注意少食。

很多人说，西医叫过敏类的，是不是也得要注意那些过敏性的
食物啊？对！在发病的时候，在没有调理好你的免疫系统的时候，
我们应尽量避免自己在生活中接触后易产生异样反应的食物。

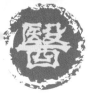

病例：

汤先生34岁，一脸痛苦地找到我，说近日来脚趾间溃破，而且身体瘙痒难忍。我查看了他的脚趾，他的脚趾溃烂且有渗液流出，再看他的舌，发现他舌红苔厚腻，于是为他把了脉，发现他脉缓。

经过一番查看，我确诊汤先生患的是湿疹。汤先生了解自己患的是湿疹后，就没有那么焦躁了，还问我是不是由湿气引起的。其实，湿疹主要与湿邪有关，湿可蕴热，发为湿热之证，时间长了，湿则伤脾，热则伤阴血，而导致虚实夹杂之证，多发于面部和四肢。其中急性湿疹多见湿热之证，慢性湿疹多为虚实夹杂之证。

随后我给汤先生开了一个药方：

茯苓10克，白术10克，扁豆10克，薏苡仁30克，桔梗10克，苍术10克，黄柏10克，川牛10克，党参10克，车前子10克，苦参6克，白鲜皮10克，水煎，饭后服用，每日1~3次。

同时，我建议汤先生调整饮食，忌食一些辛辣刺激的食物，也要避免进食易致敏的食物，如酒类、海鲜等，以清淡饮食为好，并尽量减少刺激痛痒的地方，如用手挠抓、外用肥皂、热水烫洗等。另外，可用草纸等吸水性较强的纸巾擦拭患处，保持患处干燥。

汤先生按照药方抓了药，回家按时服用，瘙痒的症状减轻了，脚趾也没有渗液流出，渐渐开始结痂了。等汤先生再来复诊时，我给汤先生搭配了外用的激素软膏。过了没多久，汤先生高兴地告诉我，他身上的湿疹全好了。看到汤先生满脸轻松的笑容，我也很替他高兴，因为湿疹确实是一种很折磨人的病。

临床中，患者除了四肢外，面部也会患湿疹。面部湿疹配合针灸治疗效果很好，可取主穴大椎、曲池、足三里、委中进行针灸。

另外，也可以抽4毫升自己的血液加40毫克曲安奈德针进行穴位注射，这一治疗方法最好由医生来完成，比较安全。

最后还要提醒一下大家，有的患者在治疗过程中会因使用皮质激素类药物，导致对激素产生了依赖性，待停药后，原发病原体出现病变，很有可能会加重病情或出现继发等副作用。所以要达到安全彻底治愈的目的，需要了解发病的具体原因并找到正确的治疗方法，这样事半功倍，也可以减少患者的痛苦。

风湿（痹证）

痹：即痹阻不通。痹证是指人体机表、经络因感受风、寒、湿、热等引起的以肢体关节及肌肉酸痛、麻木、重着、屈伸不利，甚或关节肿大灼热等为主症的一类病证。临床上有渐进性或反复发作性的特点，多表现为关节疼痛、肿胀、变形、骨质增生等多种症状。主要病机是气血痹阻不通，筋脉关节失于濡养所致。现代医学多称为风湿热（风湿性关节炎）、类风湿性关节炎、骨性关节炎、痛风等。

很多人身体有一些疼痛，来找我看诊，问我是什么病，我说是风湿。这里还闹出点笑话，他说："没有啊，我去医院检查过，我也测过血液，我没有什么风湿啊！"由此看出，大家对风湿、类风湿还有痛风区分不开。

风湿在西医那里叫什么呢？叫关节炎，风湿的一个变异叫类风湿。类风湿西医是能查出来的，比如说抗"O"、血沉、类风湿因子、c-反应蛋白，这是反映类风湿的标准。

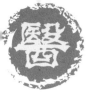
痛风也能查出来，它有个指标是尿酸，而风湿是查不出来的。但是风湿难道就是个轻症吗？不是的，也有风湿严重的。我见过风湿严重的，北方叫老寒腿，大夏天穿着棉裤，腿怕凉，或者腿痛得特别难受。而且就算腿痛得已经弯了，但是你查他的血液，没有任何类风湿因子、抗 "O"、血沉和 c- 反应蛋白指标超高，西医定性不了它是类风湿，也就是风湿没有变性，他的小关节也没有变形，但就是痛。所以我们说风湿有轻症，也有重症。

类风湿就是小关节已经变形了，就像我们说的像鹰爪、像鹤的膝骨一样，鼓出来了。关节肿大了，各个关节就凸出来了，有的人

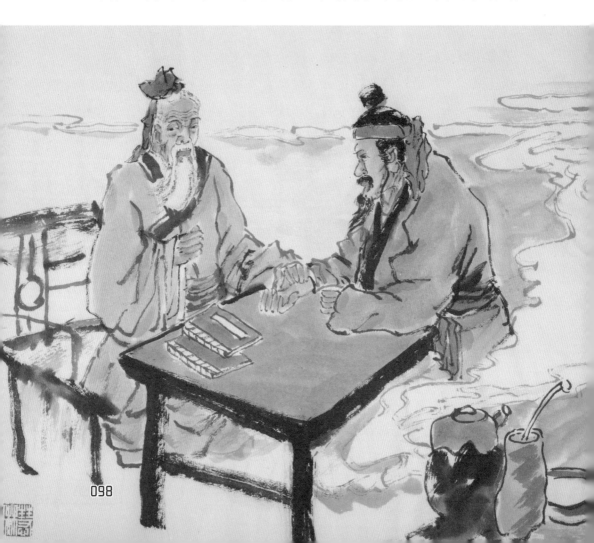

手已经张不开了，这叫类风湿。

痛风的表现和风湿又有区别，风湿在中医里定性为风寒湿的范畴。而痛风定义叫风湿热的范畴，也就是夹杂了热。症状表现就是你摸上去它是发热、发烫的感觉。尿酸一般是不运动，饮食多了、过量了，导致一些不好的东西储留下来，慢慢引起的可以叫火毒，也可以叫湿毒，排不出去，我们中医叫风湿热，西医病名叫痛风。

看了以上的鉴别大家也就明白了，当偏冷、寒凉一点的，或者是阴天变天的时候它就有反应，就像天气预报一样，没有变形，关节里查出来没有，这属于风寒湿，也就是风湿的范畴，西医叫关节炎。它可以游走于人体每个部位，走在指关节部位，叫指关节炎；走在腕踝关节部位，叫腕踝关节炎；走在肘部位，叫肘关节炎；走在肩部，叫肩周炎；走在腿部，叫腿关节炎。每个部位，西医的病名只要加一个主语就可以了，在中医里，这个病名就叫风湿。

风湿是怎么形成的呢？我们也知道人体湿气重，湿气是靠脾来运化的，当脾的功能弱、运化不好，或是所处的环境偏潮湿，比如说广东深圳这个地方，环境潮湿，就特别容易形成关节类问题，也就是所谓的风湿的形成。来到深圳这个地方，送你的"见面礼"，一共3样：鼻炎、皮肤病、风湿。

这个地方又有海风的出现，所以湿气重了，出现一点风，结合在一起就叫风湿。在北方，父辈人因干农活比较多，冒雨涉水，也容易患上风湿。因为当你站在水里干活，然后又下了雨，结果干活又出了一身汗，有热量散出来，当毛孔打开，湿气就进来了，下点小雨，又吹上点小风，雨和小风结合在一起，就会导致风湿的形成。

很多有风湿的老人家，都是在年轻的时候有特别多冒雨涉水的经历。还有的人是嗜吹空调，对着空调吹，对着风扇吹，这都是不

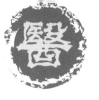

对的。还有人晚上睡着了，窗子打开，风对着腿吹，这样也容易形成风湿。可能年轻的时候这样没事，但我告诉大家，将来你必然会形成风湿。尤其是现在空调的应用越来越广泛了，我推断再过个十年二十年，我们中国风湿病的发病率会越来越高，而且当你免疫力下降了以后，风湿又严重了，突然某一天变异了，就变成了类风湿。这样你的关节功能活动就会受限了，不单是一个疼的表现，这个时候还有活动会受限的表现。

当风湿形成时，它还容易往哪儿走呢？往心脏上走，容易形成风湿性心脏病。所以这都是我们一定要加以注意的。

风湿病的治疗方法有针灸和中药治疗。针灸，表面还可以加温针、温灸，也有用火针治疗的，效果也不错。我发现不管风湿、类风湿还是痛风，在临床中火针治疗效果排在第一位，有的人慢慢地见效，有的人很快就能见效，这是火针治疗的优势。

中药针对风湿的治疗，有个经典方叫独活寄生汤，效果特别好。针对类风湿，我在之前也跟大家说过，独活寄生汤加上三藤汤，再加上二乌，也就是制川乌、制草乌，它们结合在一起效果也特别好。针对痛风，我用的方子是四妙散，去湿的，加点调肾的，再加车前草30克，这个对降尿酸也好，对于痛风治疗，效果特别好，尤其是针对湿热型的。因为痛风等于湿热加肾虚。当然，有人侧重于湿热型的，有人侧重于肾虚型的。如果侧重肾虚型，把补肾的药加重一点就可以了。

不管风湿还是痛风，治疗的疗程在1个月左右，但是类风湿的治疗疗程，需要半年左右，所以有类风湿的人，治疗的过程中一定要耐着心、耐着性子。因为我在临床中治疗了多例的类风湿，要想治疗稳定住了，以后不怎么吃药了，就得需要半年左右的时间。

生活中的注意事项，我在发病的原因上也给大家讲了，不要出了汗以后去吹风，不要冒雨涉水，或者是在很热的状态下洗澡，或者是开窗睡觉，对着空调或风扇吹，要尽量做好避风。在有湿气的情况下，再吹风就容易形成风湿。

病例：

陈女士今年 45 岁，来诊主要是因为手指小关节和双膝疼痛严重。半年前刚开始发作时，儿媳妇给她买了插电的盐包，每次疼痛的时候，就将盐包通电热敷，敷过之后，疼痛会有明显缓解。但是后面热敷后能缓解疼痛的时间越来越短了，尤其是在天气变冷、下雨时，一直热敷才能缓解，只要一停，很快就又开始疼痛。最近这段时间，因为深圳一直阴雨不断，陈女士晚上经常会因为膝关节和手指至手臂的部位发僵、疼痛致醒。陈女士因为身体的疼痛昼夜不安，儿子儿媳妇带她到医院检查，做了血液检查、风湿免疫四项（抗"O"、血沉、c-反应蛋白、类风湿因子），包括心脏彩超等，都未见异常，医生诊断：全身多个关节疼痛，查因。开了消炎止痛的药，交代先吃一段时间看看是否有好转。因为用药后没有明显效果，再加上之前也没有查出具体病因，经朋友介绍，来找中医调理。

陈女士面色偏白，唇色较浅，可能是身体经常疼痛，眉目不展，额头有很明显的悬针纹，再加上陈女士舌淡苔薄白脉沉细，我考虑陈女士主要是风寒湿痛所致的痹证。在沟通过程中，我也了解到陈女士在来深圳之前，一直和先生在武汉开水产店。我告诉陈女士，她现在的问题和她开水产店是有一定关系的，水产店多寒湿重，长期身处潮湿之地，身体的热量会大量散失，同时，身体因为接触水较多，也更容易受寒冷的损害，久而久之，身体防卫能力就会下降，

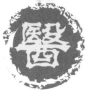

膝盖和手指等易受寒湿侵袭的关节位置在遇冷或天气变化时，就会出现疼痛的毛病。根据陈女士的整体情况，我开方：

独活15克，桑寄生10克，秦艽10克，防风10克，细辛6克，当归10克，杜仲10克，川芎10克，人参6克，甘草6克，茯苓10克，肉桂3克，白芍10克，熟地10克，络石藤15克，海风藤15克，鸡血藤15克，7剂，水煎服。

另外，我针对陈女士关节疼痛的位置配合火针治疗，交代她，当天一定不要碰水。同时，我也交代陪同陈女士一起来的儿子，可以购买一些艾条，老人家没事的时候，可以在家用点燃的艾条灸疼痛的位置，嫌麻烦的话，家里购买的通电盐包也可以用。平时一定要避风避寒。

陈女士问，她这次过来是准备照看即将生产的儿媳妇，她老公还在老家。夫妻两人以前一起开水产店，现在她关节疼痛得这么厉害，她老公要不要提前先看看，调理一下身体，避免以后和她一样。

像陈女士这一类的风寒痹证，多是由于人体的正气不足、阳气不足，再加上常年寒湿偏重的生活环境影响，以致风、寒、湿等外邪侵袭人体，造成经络阻塞、气血运行不畅，出现肌肉、筋骨、关节等部位酸痛或麻木，严重的甚至会出现关节屈伸不利或者关节肿大等症状。可是，跟陈女士同样生活环境的人，就一定会出现同样症状吗？不一定的，这跟个人体质是有关系的。有的人体质好，阳气足，抵御寒湿的能力就会强一些，症状就会轻一些，或症状来得晚一些。体质差的人，甚至都不到陈女士的年纪，就会出现一系列相关症状了。最多见的例子，就是现在坐办公室的年轻人，因为好喝冷饮，爱吹空调，年纪轻轻就有出现风湿关节疼痛的例子。所以，对陈女士的担忧，我的建议是，日常可以先做好保健，比如平时避风、避寒、避湿，太阳不烈的时候，适当晒晒太阳。身体如果稍有不适，可以尝试热敷、艾灸等自己在家就可以尝试的保健项目，如果疼痛严重，就需要就医，根据情况看是否用药或理疗治疗。

临床中像陈女士这样的症状还比较多见，尤其是中老年患者，用药中，除了考虑祛风湿止痛外，大多还需要考虑到补气血、养肝肾等方面，因为这一类的患者，大多伴有气血不足、体质偏虚的情况。这一类问题治疗的周期都会比较长，一般 1 个月需要来诊 1~2 次，根据患者治疗后的反应来判断，配合火针或温针效果较好的患者，一般 1 个月来诊 1 次就可以了。大多数患者连续治疗 3~6 个月，会有明显改善。如果是症状比较严重的患者，会适当在处方中加制川乌 10 克（先煎）。

很多疾病和生活环境、生活习惯是有关系的，生活在海边、江

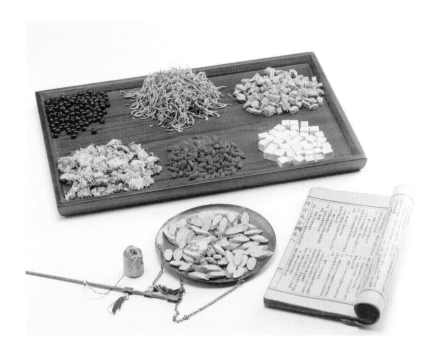

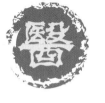
边、湖边的人，大多数在中老年时就容易出现风湿腿痛，可是，即使知道不好，即使已经出现不适，但是人还是要生活，所以我们说，医生治病救不了命。但是知道不好，适当注意，及时调整，如风寒湿邪过重，经常晒晒太阳，三九、三伏的时候做做艾灸，煲些羊肉汤；火邪热邪过重的时候，就喝些凉茶，煮点绿豆粥等，同样能起到预防的作用。当然，最重要的是，当身体已经发出警告，已经出现明显不适，一定要及时就医。

带下病（妇科炎症）

带下病：带下的量、色、质、气味发生异常，并伴有局部或全身症状。

检验：治疗半个月无效者，建议检查，以防止恶性肿瘤。

注意：饮食清淡，禁忌辛辣食物；注意个人卫生。

带下病是指妇女阴道内流出较多的、颜色异常的、污浊而有臭气的液体，这是一种复杂而又常见的病症，发病时还会伴有局部或全身症状，严重影响女性正常的生活和工作。

带下病是女性私处常见的病症，从中医的角度而言是由外邪入侵引起的感染。现代病理学研究认为，带下病主要是由常见的细菌、真菌、滴虫、病毒这四大类病原体所引起的。西医称为妇科炎症，它分为盆腔炎、附件炎、宫颈糜烂、宫颈炎，还有阴道炎，阴道炎又分为滴虫性阴道炎、霉菌性阴道炎、细菌性阴道炎等。

中医就叫带下病，最常见的有两种，一个是寒湿型的，一个是湿热型的。当然也有肾虚型的，还有气血虚型的，我给大家重点讲讲最常见的两种。我们发现此病大部分是结了婚、有过性生活史的，尤其是生完孩子的女性更容易引起感染。当然除了性生活的不洁，也有因为饮食造成的，或是因为环境造成的。

也就是说，最主要的原因就是因为生活中的不良习惯。

比如说，吃了寒凉的伤了脾胃，脾胃是运化湿气的，寒湿往下走，女性带下就容易像清水一样的，或者是透明状的、白色的，这就是伤了脾，湿气运化不动，所以也可以叫脾虚生湿型，或寒湿型，治疗时要辨证哪　点是侧重点。

湿热型的就和饮食吃辣的、油炸的食物大有关系。如果某段时间吃了很多辣椒，就特别容易引起带下。而那些有妇科炎症的人，一吃辣椒也特别容易发作。

所以说，偏辣的、油炸的食物，熬夜，或者是性生活不洁，都会引起妇科炎症，也就是所谓的湿热下注。还有我们自身产生了湿气、湿热，比如有的人情绪不好，容易生气，或者是经常嗜酒的女性，也容易产生肝胆湿热下注引起的现象。

难道都是已婚的女性，或者是有过性生活的人才会有妇科炎症吗？不是的，有一些小孩，甚至婴幼儿也有。为什么？比如说，这个孩子湿热重，喜欢吃辣椒、油炸食物，她内裤就黄黄的；比如说水湿重的，她的内裤就湿湿的，脾虚的女性会出现内裤潮湿。要鉴别女性的体质是寒湿还是湿热，这种情况也可以帮我们鉴别。正常情况下儿童是不应该分泌这些的，如有，就说明是病理的状态。

在症状表现上，寒湿型伴有的症状，有人是伴有胃胀气、人没劲、疲倦乏力、腰膝酸软、肚子怕凉，还有带下是清晰的、无色无味、水状的或者白色的这些症状。

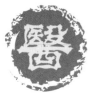
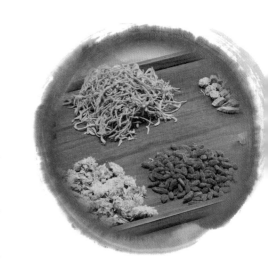

　　湿热型的，有人就伴有腹痛、口有异味、眼睛模糊、总是想发火、大便黏滞不爽、尿频、尿急、尿痛，伴有泌尿系统的问题也出现了，这样的话，湿热带下也容易产生。

　　关于治疗方法，中医是治疗根本的，所以它要做的是改变环境。举个例子，比如我们房子的旁边有个垃圾桶，垃圾桶周围有很多苍蝇，久而久之，房子周围也多了很多苍蝇。为了把苍蝇消灭，我们在有苍蝇的地方喷洒药物，可能这一两天房子周围的苍蝇确实消失了，但是，几天之后，苍蝇还是会继续在垃圾桶和房子周围安营扎寨。这是什么原因呢？这是因为我们提供给苍蝇生长的环境并没有改善，垃圾桶并没有移走！所以当人体出现不适的时候，如果我们只是单纯地针对这次不适，把症状解除了，却没有找到并改善致病的病因，没有从根本上根除病原，即使身体的不适消除了，也并不代表这个病已经完全得到根除。

　　当然，除了细菌的生长环境外，自身的身体素质也很重要。如果身体免疫力低，也是很容易引起细菌感染的。如刚做完腹腔手术、终止妊娠手术等，就很容易出现带下不适。

　　如果是湿热型的，我们就改变湿热的环境，是肝胆湿热带来的，是脾胃湿热带来的，是大肠湿热带来的，还是别的原因带来的，当我们找到病因并把病因去除后，再去治疗，则事半功倍，这就是中医的治疗。

　　所以对于妇科炎症，我有两种治疗方法，一个是杀灭细菌，但是细菌杀完了它还会再犯，还有就是改变环境，首先要辨证，是寒湿环境，还是湿热环境，是肾虚环境，还是气血虚环境。我主要讲的最常见的两种环境：寒湿和湿热。对寒湿，中医治疗用的是丸带汤加减，加上健脾祛湿和温煦的，治疗的疗程一般是10天到1个月，效果就很好了。

对于湿热下注引起的，分为很多种类型，比如说走盆腔的部位，有盆腔积液，要加一些利水的；如果有所谓的盆腔炎，湿热型的，用的是二妙散加减，加上土茯苓、蒲公英，再加点紫草和红藤；要是盆腔里的，就要佐点活血化瘀的药材，红花效果就很好，再佐点对下焦湿热好的，比如说30克败酱草，效果也很好；湿热再往下走，形成盆腔炎、附件炎，还有宫颈糜烂、宫颈炎，可用同样的方法，针对阴道炎的治疗也是，用这个二妙散加减的方子。这个时候治疗的时间一般是在40天左右，效果就非常不错了。

如有特别严重的，比如伴有腹痛特别严重的盆腔炎，配合着针灸效果也很好。还可以用中药外洗坐浴，准备点白矾、冰片、芒硝，或者黄柏，先将苦参加水熬煮，再把白矾、冰片、芒硝用热水一冲，再进行坐浴就可以了，久而久之，慢慢地也就好了。

如果有人急切地想要治好的话，就中西医结合治疗，身体内部辨证分型，用中医来调解，外用西药，见效特别快，一个是治本，一个是治标，整个疗程效果就特别好。

带下病的注意事项，也就是注意它形成的原因，首先房事注意要洁净，还有就是饮食、情绪方面要控制好，不要过度地劳累。当然，也不能忘记所处环境的因素，比如说春天来了潮湿，夏天梅雨季节也潮湿，就特别容易发病。秋天的时候，热量散不出来，湿毒排不出来，它也容易引起妇科炎症的产生，当然它除了和季节有关系，和个人的体质也有关系。

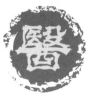
特别需要提醒的是，患有妇科炎症的话，要尽量减少辣椒的摄入，尤其是在广东或者是北方，吃辣椒特别容易诱发妇科炎症。

病例：

麻女士今年42岁，阴部痛痒难忍，伴有黄色分泌物，有臭味，经过问诊，发现她平时喜食辛辣的食物，而且这个病症是她从北方（西安）移居到南方（深圳）后才开始有的。深圳较之西安湿气重，麻女士本身又很少运动，因此身上湿气较重，再加上她平常喜欢吃一些辛辣的食物，导致脾胃水湿代谢停聚，使得湿气重浊黏滞。经过一番诊断，排除了其他妇科疾病后，确诊为带下病。

确定病因后，我给麻女士开了药方：

苍术12克，白术12克，蒲公英15克，红藤15克，败酱草10克，黄柏10克，车前子6克，旱莲草10克，紫草10克，芡实12克，山药30克，荆芥10克，白果6克，水煎服，饭后服用，每日1～3次。

除了配合中药调理，我还叮嘱她要少食辛辣，多食用些清淡的食物，最好每天能适当参加一些体育活动。

麻女士回家后，中药调理的同时，不仅调整了自己的饮食习惯，还坚持每晚和老公一起慢跑半小时。大概10天之后，她打电话告诉我，让她坐立难安的不适已经全部消失了。

阴痒

阴痒：妇科常见病，多以妇女外阴瘙痒为主症，表现有两侧阴唇痒多见，以阴道痒相对少见。

严重时痒痛难忍，坐卧不宁，或伴带下增多等，称为"阴痒"，又称"阴门瘙痒"，西医诊断为外阴瘙痒症、外阴炎、阴道炎及外阴色素减退性疾病等。多发年龄中已婚偏多，年龄25~50岁多见，有反复发作病史。

阴痒是妇科中很常见的病症，很多原因都会导致外阴瘙痒。因为发病位置比较尴尬，很多女性羞于启齿，会自己在家用盐水或直接到药店购买妇科冲剂冲洗缓解。这些方法治标不治本，瘙痒的症状往往反反复复，发作时如坐针毡，坐立难安，严重影响女性患者的日常生活和工作。

病例：

张女士35岁，自述阴痒的症状已经持续有将近半年了，断断续续，时轻时重，严重时瘙痒难忍，甚至影响睡眠，熬夜、心情不好以及饮食稍有辛辣、油腻时会加重，白带偶有黄色分泌物，瘙痒处自查外观无异常。张女士体型偏胖，面部明显油面，头发也偏油，大便常年黏滞不畅，小便偏黄，口苦口黏，口干不欲饮水，舌红苔黄腻脉沉缓。

问诊中，我注意到张女士平时喜欢吃水果，尤其是深圳这边多见的榴梿、杧果和荔枝。因为体型偏胖，平时特别怕热，所以也喜欢吃冷饮解热解渴。在家时，空调常年调至25℃，自述只有在这种温度下，身体才感觉比较放松舒服。深圳的夏天比较长，每年5—10月，稍微出门走走，就会一身汗，人也会烦躁不安，所以，她也较少出门活动。张女士还特意强调，之前因为瘙痒难忍，在网上查治疗的小偏方，试过用大蒜煮水外洗，刚开始有效，使用次数

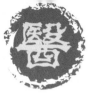

多了就没效了，后来又试过买外洗的妇科用药，也是刚开始有用，时间长了也无效了。这一年来，感觉身体越来越胖，体重增加了将近 10 千克，加上最近又到夏天了，瘙痒实在受不了，所以，才想找中医综合调理一下。

我告诉张女士，她之所以出现这种症状，主要原因是体内湿热太重。为什么会出现湿热太重？一方面，跟自然气候有关，深圳气候湿热偏重；另一方面，跟张女士嗜吃水果和冷饮也有关。榴梿、杧果和荔枝本身属于湿热较重的水果，少吃无碍，多吃会在体内积湿积热；冷饮伤脾，时间久了脾胃受损，影响身体水湿运化，再加上平时也很少运动，夏天又多吹空调，身体的水湿不能及时排出，热也散不出，自然都积在体内。我们说"水往低处走"，身体也是一样的，当身体湿热过重，就容易出现妇科和脚气方面的问题。同时，水湿运化不了，身体自然就觉得疲惫，发沉发胖，休息不好时，甚至会感觉有隐隐的水肿情况。在跟张女士解释清楚后，我用药：

内服：苍术 15 克，黄柏 15 克，土茯苓 30 克，紫草 15 克，蒲公英 15 克，红藤 25 克，金樱子 10 克，杜仲 15 克，白术 15 克，5 剂，水煎服。外用：蛇床子 30 克，紫草 30 克，仙灵脾 30 克，覆盆子 30 克，打细粉，用凡士林调匀后外用。

另外，我跟张女士解释，因为体内有湿热，湿热阻碍了膀胱和肾的正常气化，所以出现白带异常，以及外阴瘙痒的情况。大蒜煮水和妇科外用药具有一定的杀菌效果，所以刚开始用的时候，会有一定改善，就像有的患者用盐水冲洗，起初也能缓解一样，但是这种方法针对湿热下注导致的湿热生虫证型会有效，也就是西医说的滴虫性阴道炎，单纯湿热下注导致的瘙痒则很难完全改善。知道是湿热下注导致的问题，我们解决问题，就要以清湿热为主。除了中药调理，清热利湿止痒外，心情舒畅，调整饮食，以及适当运动也很重要。

要注意保持情绪舒畅，情志不畅容易导致气机瘀滞，湿邪郁阻，加重湿热的症状。饮食清淡，少食或禁食生冷、辛辣、油腻刺激性食物。生冷食物会伤脾胃，脾胃受损，身体运化水湿的能力就会下降；辛辣、油腻刺激性食物增加脾胃负担，过食不仅损伤脾胃，还会积热，加重体内湿热。适当运动，有助于身体气血循环，增强人体代谢，能够有效排湿，平时可以适当选择游泳、慢跑、瑜伽等较为平缓的有氧运动，让身体处于出汗但不大汗淋漓的状态，能够有效地减轻湿热的症状。另外，因为张女士偏胖，所以，我在开了内服和外用中药的基础上，还让张女士做了一次膀胱经走罐，也交代，有时间的话，连续 3 个月，每个月都可以来做一次膀胱经走罐，疏通经络，气机畅达，不仅能减轻湿热症状，还可以提高代谢，有助于减肥。

阴痒的原因有很多，中医辨证时常将此证分为虚实两种，虚证多因肝肾阴虚、精血亏损、外阴失养所导致，临床多以滋补肝肾为主，常以六味地黄丸加减。实证多以肝胆湿热下注或湿热生虫为主，临床多考虑清热利湿止痒或清热利湿、解毒杀虫。一般年纪偏大的女性患者，尤其是绝经后的患者，多见虚证。同时，因年纪较大，气血不足，免疫力下降，因此，这类患者恢复会相对比较慢，出现症状后要及时就诊，避免因为瘙痒影响睡眠，加重烦躁的情绪，出现其他相关亚健康问题。

中青年女性，普遍生活、工作压力大，熬夜多，过度损耗身体，实证者也往往伴有气虚，除了有湿热方面的症状外，还伴有乏力等

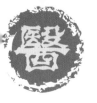

症状，临床中，我在张女士的用药中，会再结合患者情况，适当佐以黄芪。出现这类妇科问题，患者除了及时就诊治疗外，平时也应注意保持私处干燥清洁，尽量选择穿着宽松的棉质内裤，也有助于身体恢复健康。

热足症

热足症：临床多见足部发热症状，得凉即舒。部分患者足部多见汗液，多时如水湿。此病很容易同阴虚五心烦热相互混淆。

热足症，顾名思义就是以足部发热为主要症状，出现此类症状的患者，不喜欢穿袜、穿鞋，喜欢把脚放在冰爽的地方，踏在冰凉的地板上；睡觉时也常常把脚放在被子外面，才能睡得着。

热足症与风、湿、热有关系，因饮食、情绪、环境等原因产生了热气，加上本身湿气偏重，湿夹裹着热气往低处走，将这种湿热带到了足部，就形成了热足症。出现热足症的人，24 小时都会感觉到足部有发热的情况，手触时，会明显感觉比正常人足底的温度稍高一些。

热足症的症状和常见的五心烦热是有明显区别的。五心烦热大多是阴虚火旺所致，主要症状是手脚心发烫，常见于晚上，且触摸上去温度跟正常的温度一模一样，一般伴有心烦意乱、睡眠差以及盗汗等症状。但是热足症常常单独存在，只有足底发热，且足底温度并不正常，没有其他相关症状。

病例：

刘阿姨今年 55 岁，牵着孙子，穿着凉鞋来找我看诊。听刘阿姨口述，明显感到脚底发热已经有 3 年多的时间了。因为也没有其他不舒服，所以也就没当回事，就是平时在家不喜欢穿鞋，晚上睡觉必须把脚伸出被外，或者贴在冰凉的墙上。但是，到冬天的时候还这样，孩子就会担心，总怕是有什么疾病才这样，因为孩子担心，老是念叨，所以陆陆续续也去医院做过检查，但是一直没有找到病因。1 年前，在药店买药时，跟药店的坐堂医生聊天，听医生说这脚发热的症状是肾阴亏损引起的，医生建议她吃些"六味地黄丸"和"左归丸"。刘阿姨抱着试试看的心情买了一些吃，刚开始吃的时候，感觉脚底好像确实没有那么热了。陆陆续续吃了将近半年，

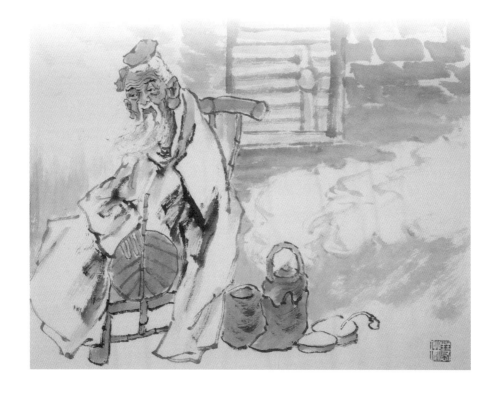

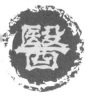
疗效时有时无。想着既然西医也查不出病因，偶尔吃些中成药还能有些疗效，这次经女儿催促，就带着孙子一起到中医馆找我看诊。

刘阿姨形体偏胖，面色偏黄，舌质偏红，尤其是舌尖部位，色鲜红，舌苔中部和根部黄腻、脉濡数，小便偏黄，大便干结，且3～5天行1次，喜冷饮，入睡困难，睡后易惊醒。听刘阿姨说话，明显能感觉到她性格急躁，在脉诊过程中，小孙子好奇心很重，在旁边理疗室东看看西看看，在尝试按牵引机上的按钮时，被诊室的医生拦住了。刘阿姨听到小孙子吵闹的声音，下意识就大吼呵斥，脉诊结束后，还没等我说话，就冲过去把小孙子抱起来，对着小朋友的屁股抽了几巴掌。

在问到日常饮食时，刘阿姨说她是重庆人，儿子女儿都在深圳工作、成家，5年前顺着孩子的心意过来，跟他们一起，顺便也帮忙照看下孙子和外孙女。因为多年来的饮食习惯，来深圳后，饮食也会偏麻辣、偏重一些，尤其是天热的时候，如果太清淡，一点胃口都没有，但是为了兼顾孩子的口味，家里的菜整体偏清淡，只是会常备老家的辣酱。刘阿姨吃不惯清淡口味的菜，所以经常用辣酱拌饭吃。我问阿姨，一直这样吃，除了大便干结外，有没有其他不舒服的感觉。刘阿姨说，来了深圳这几年，她也知道这样吃不好，所以，家里经常也会泡点凉茶或者煲点绿豆汤喝，所以，除了脚底发热、大便干结，其他都还好，没有明显的不舒服。

我在接诊中经常遇到这样的情况，一般人都知道吃辛辣不好，所以吃完后会泡杯凉茶、煮点绿豆汤。喝了冰的凉的，就下意识再炖点羊肉汤，情感上觉得可以中和一下。其实，这样做真的达不到中和的效果。反而因为心里的自我安慰，不良的饮食习惯肆无忌惮，直至影响到健康。像刘阿姨这样的饮食习惯，很容易形成胃强脾弱的体质，时间久了，体内热气慢慢累积，又没有合理地代谢出去，再加上深圳湿气较重，湿夹裹着热气往低处走，就出现大便不畅、足部发热的症状了。

针对刘阿姨的情况，我给她开了祛风祛湿、清热解毒的方子：

白芍20克，金银花20克，川芎10克，生地15克，麦冬5克，土茯苓20克，白鲜皮20克，防风10克，10剂，水煎服。

我告诉刘阿姨，她的足部发热、睡眠不好以及大便不畅跟饮食有很大的关系。来到深圳这个地方饮食一定要以清淡为主，多吃青菜，少吃辛辣、肥甘厚味、刺激的食物，如果实在难改，就回老家生活一段时间，调整一下，等症状减轻了，胃火没有那么重了，再过来慢慢调整。除了用药外，我也交代刘阿姨平时可以用一些薏苡仁、芡实、土茯苓、山药等祛湿的食材来煮汤喝，有时间的话，早晚出门多活动活动，出出汗，不能经常待在家里吹电扇、吹空调。

后来刘阿姨又来复诊了2次，每次都是在祛风祛湿、清热解毒的基础上调整用药，大概1个月后，刘阿姨的症状减轻了很多，尤其是睡眠和大便。睡觉好了，心情也没有那么急躁了，大便好了，吃东西也放心很多。在足底热症状也减轻一些后，她和儿子女儿商量好，和老伴儿回老家生活一段时间。

深圳是一座移民城市，这座城市里，大部分都是从全国各地来的外地人，曾经的饮食习惯很难很快与这座城市的气候和谐共处，只能慢慢地，为了健康努力去调整自己的习惯。人类终归要对大自然心存敬畏。

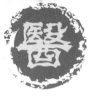

第五节

中医讲的"燥"及其疾病

燥,又称"燥邪",是中医病因学上的概念,多发生于秋季,为"六淫"之一。燥邪致病有内燥和外燥的差别,内燥是指因各种原因,如高热、腹泻等病症引起人体内津液、精血耗伤而形成的病理状态;外燥则主要与自然界干燥的气候或环境状态有关,因为干燥的气候环境易伤人津液,进而侵袭人的肺脏,形成"秋燥症"。

为什么秋天容易出现咽干咳嗽

一说到燥,人们想到的地方就是北方,想到的季节就是秋天。我们发现,沿海地带、靠近海边的地方,或者是内陆湖泊多的地方,燥就相对弱一点。或者阴雨连绵季节的时候,燥就少一点。中医总是将"燥"与"秋"联系在一起,称为"秋燥",是因为"燥"多发生在秋天,而人身体不适也是因受到燥邪侵袭所致。

秋天其实也细分了两种燥,一个是温燥,一个是凉燥。温燥就是秋夏相交的时候，那时还带有秋老虎的韵味。这个时候有温热，还伴有干燥，比如人的皮肤就开始干燥了，身体就有点上火，有些人嘴唇就开裂了，有的人则是眼睛、皮肤容易过敏，而且肠道也容易出现一些问题。因为秋金肺燥，肺和大肠是相表里的。在温燥的时候，还夹杂着一点暑湿，所以很容易引起中医所谓的飧泄的季节。

到秋冬相交的时候叫凉燥，凉燥的时候我发现咳嗽就多了，很多人这个时候就有干、痒、咳，而且痰又很难咳出来。有个汤方叫杏苏散，"清宣温润治凉燥，咳止痰化病自痊"，总结得特别好。而且这个时候，我也会根据痰的稀稠度来辨别燥的轻重，燥过了就变成火了，所以这个季节表现出的症状，有人表现得就像火热之症。

燥的形成和火有关系。按道理，夏天出汗有两个作用：散热、排湿毒。到了秋天，天气一变凉了，毛孔收缩住了，热量散不出来，憋在体内，火热就会熏蒸你体内的湿气。衣服要晾干就要有火热、有阳光，当身体火热重了，它当然会把你身体的湿气蒸发掉呢，湿气蒸发出来了，这个时候我们表面是干燥的，容易上火，所以开始入秋温燥的时候，我们发现有一部分孩子鼻子就容易出血，有人牙龈出血、口腔溃疡、皮肤容易过敏，还有人肠胃不好容易出现拉肚子，还有人皮肤容易患湿疹。这是因为这个时候毛孔闭住了，热量散不出来，湿气也散不出来，憋在体内，所以皮肤表面就容易引起湿疹。而且这时候的湿疹和夏天的湿疹还不一样，夏季湿疹是流水，这个时候它流水后表面又被空气的干燥给凝固住了，干住了就容易发痒。所以说在这个季节，皮肤特别容易出现痒的现象，这是温燥的症状。那凉燥的时候为什么容易咳嗽呢？

秋冬相交的时候，大家发现一个特点，穿衣服又热，穿多一点又很容易出汗。但是穿少了，感觉冷风一吹过来，又很容易受凉，人就容易感冒，所以就容易咳嗽。而且肺吸进来冷空气，刺激咽喉也容易诱发咳嗽，而且咳出来的痰都是黏稠状的，即使是有寒咳，也会加夹着外寒内燥咳，或者是外寒内热咳。

外寒伴有内热的话，早晨起来第一口痰是黄色的，白天都是白色为主。外寒内燥呢，咳出来的痰都是拉丝状的，就像糨糊一样，拉着带丝儿。还有鼻涕，大家这时候有去挖鼻子的习惯，会发现挖出来的鼻涕都黏黏的，粘在手上都不容易掉下去。平时可能结成痂了，你碰一下它就掉下去了。这个时候因为受到外边凉燥、冷空气的刺激，就会有鼻涕的分泌物，但是分泌完了，这个鼻涕又很黏滞，所以当你清理的时候，它很容易粘在某个部位上，这就叫凉燥。这个时候，特别容易引起呼吸系统咳嗽，所以这个季节来看咳嗽的人特别多。我选的方子是杏苏散。如果是偏外寒内热的，我是在杏苏散上加减的。

但是我们人体有一个脏腑特别喜欢秋天这个季节，那就是脾。古人总结出来的规律就是脾喜燥恶湿，即喜欢干燥的环境，讨厌潮湿的地方。也就是说这个季节，脾的功能慢慢才有恢复。在陕北和北方，也就是干燥的地方，脾虚的人就相对少。在南方沿海地区和湖泊比较多的地方，脾虚的人偏多。脾虚的症状表现大家也都看到了，面黄肌瘦，个头比较矮小，因脾虚则吸收不好。

在北方比如说黑龙江，人比较高大，蒙古的汉子，也是比较高大。这说明他们脾虚就相对少，吸收比较好，这和脾是有关联的。所以要想健脾，要保持干燥，你可以楼房住高一点，高层的话风比较大，相对干燥一点，没那么潮湿。或者换地域环境，换到北方，就不会出现南方这种面色有点发黄，眼窝有点深陷，上下眼睑有发黑的现象。

我们知道，病邪主要从口鼻侵入人体，当秋燥开始影响人的健康时，人首先就会感到津气干燥，如鼻咽干燥、干咳少痰、皮肤干燥等。而当人体出现咽干咳嗽的症状时，就说明身体已经被燥邪入侵，身体正气虚弱，肺脏受到了影响。此时，最需要做的，就是在饮食上进行调整，使人体恢复到正常状态。

秋燥时节去燥有窍门

每到秋天，尤其是秋冬过渡的时候，各大医院的门诊部，尤其是皮肤科、呼吸科、消化内科等门诊部，都会迎来很多病患。我们都听过"秋高物燥"这句话，其实，人体跟自然界的气候也是相呼应的，所以，在秋天的时候，很多人都感觉自己体内有一股看不见、摸不着的"燥火"。轻者会出现皮肤干痒皲裂、脸上长痘、鼻孔干热、口干舌燥、咽喉发痒，不时还伴有干咳；重者甚至出现咯血丝、流鼻血、便秘等症状。有人会通过饮食调节，如多喝水、多吃水果和蔬菜等来缓解体内的燥气，还有人会煲一些滋阴的，如百合莲子羹、莲藕百合汤或者是川贝雪梨汤来预防，还有人专门做一些膏方来卖，叫秋梨膏，这些都有清宣温润的作用。当然，多喝水、多吃水果蔬菜和润肺汤是对的，但是，有些人不了解自己的体质，经常乱补一气，最后，燥气是去了，可是身体仍旧不舒服，咳嗽更严重了，身体的抵抗力还下降了，这是什么原因呢？

秋燥时节，去燥是对的，可是去燥也是因人而异的。例如喝水，年轻力壮的人，因为体质好，可以少讲究一些，冷热不忌对身体影响不会很大。但是体质虚寒的人，或体弱、上年纪的人，最好还是喝温开水比较好，寒凉的饮品最好不要碰。"形寒饮冷则伤肺"，

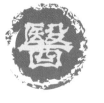
炎热的夏季已经过去，到了秋天，尤其是深秋的时候，天气已经比较凉爽，如果冷饮喝太多，身体不小心受寒，肺部就很容易受寒，最后，燥热是退下了，可是，冷饮却伤及了脾胃，人体的抵抗力也下降了。特别是脾胃虚寒的人，过度的滋润寒凉的制品，吃了容易雪上加霜，反而变生其他疾病的出现。

那么，秋燥时节，去燥具体要注意哪些问题呢？

首先，要多运动，运动可以增强身体素质。多参加一些健身体操、跳舞、登山等运动，不仅能强身健体，还能增强肺脏的生理功能。

其次，心态要积极。要保持神志安宁、乐观向上的情绪。

最后，饮食要调整。可以吃一些滋阴润肺的食品，如生梨、甘蔗、枇杷等具有很好润燥功效的水果，或者乌鸡、猪肺、龟肉、银耳、蜂蜜等食物，还可以自制诸如百合莲子粥、银耳冰糖粥、雪梨

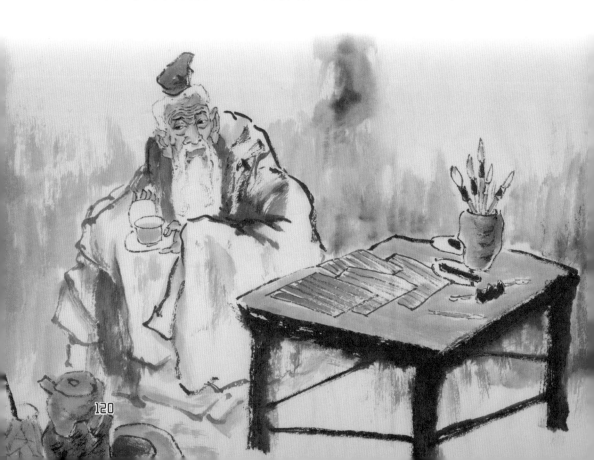

川贝冰糖羹这样的饮品。平时可以多吃些水果和蔬菜，以助生津防燥，滋阴润肺；少食葱、姜、蒜、韭菜及辣椒等温燥食物；可适当增加一些高蛋白食物，如牛奶、鸡蛋和豆类等。

老年胃弱的人，可采用晨起食粥法，如选食山药粥、红薯粥，来健脾润肺、清燥止渴。

"燥"引起的常见病

脱 皮

脱皮：季节性手脱皮是一种常见现象，一般是局部先有灼热、刺痛，继而出现红色小斑点，再变成针头大白点，而后变为空疱状角质剥离，并逐渐向四周扩大，不断剥脱薄纸样鳞屑，皮损互相融合，再加上人为的撕扯，角质层出现一层层剥脱。此症发展较快，通常累及整个手掌，局部无炎症变化。

检验：不建议检查。

注意：注意调整饮食，多饮水，多吃蔬菜和水果。

病例：

小秋最初只是感到手掌干燥，不疼也不痒，只是一会儿不沾水就感到不舒服。小秋觉得自己是个爷们儿，不好意思频繁地涂抹润手霜，就每天早上出门前涂抹一层，可是，手掌的干燥并没有得到很好的缓解。过了一段时间，小秋的手掌出现一些红斑点，还有点痒，发展到最后，手掌部位大块地脱皮。这时候小秋终于不敢再自己瞎折腾了，于是，连忙来医院找我。

我查看了小秋的手掌部位，告诉他这是干燥引起的脱皮。小秋

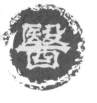

是跑业务的，经常汗流浃背，又不能及时地补充水分，再加上工作繁忙，平时饮食也没有多注意，难得放个假的时候，还经常和哥们儿去吃火锅、吃烤肉，时间长了，加上秋天空气中的湿度本来就比较低，身体内部缺水加上外部环境干燥，于是，就导致了他手掌大块脱皮的现象。

脱皮严格上说，并不算一种病，发生时都有季节性，除了有轻微瘙痒感外，不会影响身体健康，一般可以自愈，不需要特殊治疗。因为小秋的职业比较特殊，手掌出现这种症状，面对客户时难免会有不好的影响，因此，我给他开了一些外用的止痒药水。另外告诉他，手掌脱皮主要是身体缺水的一个信号，要想赶紧治好，还得润肺、去燥、补水。我告诉他一个很有效的食疗方：雪梨炖银耳。并建议他每天早晚喝1碗雪梨银耳汤，既能补充身体所缺水分，还能去燥润肺，很适合目前他的体征。

过了几天，我打电话问小秋手部脱皮的情况有没有好转，他说，连着喝了几天的雪梨银耳汤，不仅手掌脱皮的现象好了，之前的咽喉不适、干咳也有了明显的好转。

中医上有"秋金肺燥"的说法。在秋天，由于受气候的影响，人也很容易跟着急躁，再加上空气湿度低，人的饮食稍不注意，就很容易出现身体缺水。身体缺水，人心里就很容易焦躁，这种恶性循环如果不能得到缓解、调整，就很容易导致人体出现脱皮、皮肤干燥、咽干咳嗽、上火长痘等症状。而雪梨银耳汤正好具有养胃生津、润肺止咳的功效，一方面能缓解人心里面因燥引起的不适，另一方面，还能很好地补充人体所需的水分。因此，可以说，该汤真的是秋天最好的食疗补品之一。

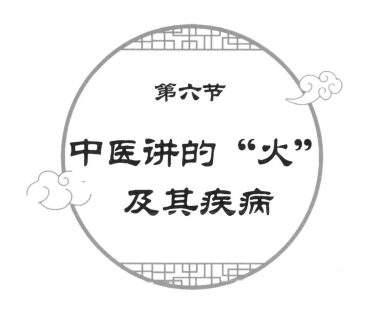

第六节

中医讲的"火"
及其疾病

日常生活中，如果我们细心观察就会发现，任何时候，火焰都是熊熊燃烧朝上"走"的，所以大家经常说"上火"。如果人体出现咽喉干痛、两眼红赤、鼻腔热烘、口干舌燥以及烂嘴角、流鼻血、牙痛等症状，基本可以认为这个人是"上火"了。而以五脏六腑为纲进行划分，"火"主要有胃火、心火、肝火、肺火4种。

◈ **生成火的原因**
◈ **为什么火盛变为毒**
◈ **为什么火会往上走**
◈ **脏腑的火有哪些**

在日常生活中，很多人都明白"上火"这个词。问你怎么了，牙龈痛是吧，上火了！这两天吃了一些油炸的，上火了！吃了点凉的，说要往外排泄的时候，我们叫下火。

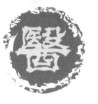
一谈到火，老百姓就会说："我没吃什么啊！"导致火的原因，难道就是简单的一个吃吗？不是的！我总结了有四大常见的原因，第一个因为情绪而带来的火，比如说性格比较急躁，对应的脏腑之火，就是肝火。平时说这个人情绪波动比较异常，会说他肝火大，脾气大，这就是情绪带来的肝火。

还有饮食带来的火，这包括的就多了，饮食带来的火对应的身体的脏腑，如果是积食了，那带来的是胃火；吃进了辛辣之物，肥甘厚味，首先作用的是我们的胃部，也容易引起胃火；如果是喝酒过多，除了作用在胃部，还容易伤肝，这样也会容易引起肝火旺盛。

比如我们吃了过于发热的东西、辛辣之物，还容易走肺部，因为肺主辛辣之物；火热如果再往下走，容易引起大肠之火，还容易引起其他脏腑之火。也就是说因为饮食带来的脏腑之火特别多，大家习惯性地把饮食之火作为一个代名词。

还有一个是因为天气的燥热带来的火，我给它起名叫"天火"。夏天出汗是散热和排湿毒的，但当秋天来了，天气变凉了，毛孔收缩后热量排不出来，所以我们发现，当入秋还没有入冬的时候，人容易口干舌燥，而且特别容易出鼻血，或牙龈出血，脸上也容易长一些痘痘。

还有一个火，相信大家也都经历过，就是熬夜带来的火！我记得在我初、高中的时候，一到假期休息了就熬夜，那个时候录像刚兴起，看了一晚上录像，发现第二天不是口有异味，就是出现了口疮，要不然就满脸起痘痘。一看就知道，昨天熬夜了，所以今天就会上火。

因为在每个时间段休息，会养对应的脏腑。比如说半夜23：00—凌晨3：00，养肝胆的时候你却在熬夜，这样不仅你的火气容易起来，肝胆的功能也容易出现异常。所以这个时候我们的肝火也容易偏重，这就是生活中所引起的火的四大原因。

火的特性是什么呢？古人说"火曰炎上"，什么意思呢？举个例子，打火机打着了，火焰永远是往上走的。那我们人体哪在最上面呢？当然是头部，所以一般来说上火的一些代名词，病症多在头部。比如说脸上长痤疮、鼻子出血、牙龈出血、口腔溃疡，还有结膜炎，中医叫红眼病，这些范畴都属于火毒之症。还有人满脑袋出现脓包，出现一些中医里属于痈疽、疔疮的范畴。因为古人有句话讲：痈疽原是火中生，经络阻塞气血凝，热胜则肉腐，肉腐则为脓。

这就说明身体长痈疔这一类疮的话，都和火毒有关系，而火毒最容易往上边走。但有很多人说："不是啊，我全身都会长疖肿啊！"有人在臀部有臀痈，背部有背痈，为什么呢？因为我们身体一旦火热过重了，大方向火是往上走的，但火如果把身体的水液蒸发掉了，那火毒也会往下循环。当身体下部没有水液的时候，就容易形成便秘。血液是循环的，血液里70%都是水，如果血液里的水分不够了或者变少了，表现在全身的症状就是出现一些痈毒疔疮的症状。所以很多人有可能在手指上容易生疔疮，还有人容易生一些臀痈或背痈，也就是西医所谓的炎症的产生，比如说蜂窝组织炎或者毛囊炎等。这警示我们身体的水液一定要保持充足，要是出现口干舌燥的状况，就说明身体的火热明显有点偏重了。

火毒的产生有个递进的过程。比如说长了一个痘痘，刚鼓起来的时候，它和我们肉色是一样的，当火毒热重了以后，它就变红了，红再热了以后肉就腐烂了，肉腐烂了就变成脓了，所以我们挤一下就有一个白色的东西或者白色的脓出来，这些都是热胜则肉腐，肉腐则为脓而慢慢引起的。

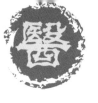

　　也就是说，起始的时候是温，逐渐加重了就变成热了，热盛了以后则为火，火盛了以后则为毒。大家也就知道了，平时我们说这个人得了火毒之症，这个人有湿毒了，有湿毒的时候，我们发现表面已经有溃烂的地方了，就已经变成了一些疔疮、痈疽，或者再大点，痈之大者则为发，就变成发了。

　　这就是火热带来的一些现象，尤其是以上焦为多。牙龈出血的，和胃火有关系；鼻子出血了，那对应的有肺火，也就是与肺热有关系；眼睛有结膜炎，也就是红眼病出现了，中医对应着和肝火有关系；鼻头有酒渣鼻了，这个时候也和肝火有关系；嘴唇有脓疱疮了，和脾胃之火有关系；耳朵有耳鸣了，和肝火、肾的虚火又有关系。

　　古人也说过：膏粱厚味，足生大疔。也就是说，当你吃得过于油腻了，过于滋补了，也容易积而化热，也就是相当于现代所说的高热量的食物，包括油炸的、煎的、烤的，它容易形成疔疮，也就是我们老百姓说的所谓的上火。

　　很多人上火了，就吃一些寒凉的药物，比如说三黄片、牛黄解毒片，还有人喜欢吃一些叫肠清茶的。但是我们发现，吃久了以后，就容易伤害脾胃。原来"苦寒每易败胃"，寒凉的东西就容易伤害我们的脾胃，所以上火的人也不要过度地去吃这些寒

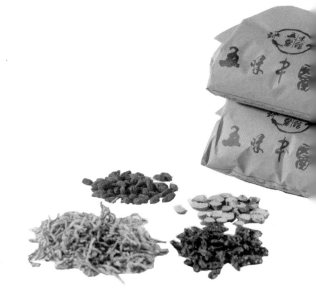

凉的东西。

广东有大家熟知的凉茶，而且老百姓也喜欢喝一些凉茶，这个对不对呢？其实偶尔喝一下是没问题的，但是我们要是长时间喝凉茶，毕竟会伤脾胃，不但伤我们的脾胃，身体其他的脏腑也容易被伤害。比如说子宫，容易导致女性的宫寒、痛经等，还容易导致寒秘的出现，即寒导致的便秘而引起的症状表现。

既然火热容易导致那么多疾病，包括痈疽疔疮，脸上的痤疮，红眼病、结膜炎，还有口疮、牙龈出血、咽喉肿痛、耳鸣等，那在生活中，我们就应该杜绝产生这些火的行为，那么这些症状也就不容易出现了。

胃火：身体的第一把火

胃火，即胃热炽盛化火的病变。对于嗜酒、嗜食辛辣、过食甘肥厚味等，因饮食不当引起的火气，中医称之为胃火。主要的症状表现为胃肠道症状，即胃部灼热疼痛、腹胀、口干口臭、便秘、牙龈肿痛、胃口不好等。胃火还分虚实两种，虚火表现为轻微咳嗽、胃口不好、便秘、腹胀、舌红、少苔；实火表现为上腹不适、口干口苦、大便干硬。

其中，轻微胃火盛的人，好像永远吃不饱，其实这是胃热给大脑的一种错觉；当火盛到某一个阶段时，胃部就出现发炎现象，那时就会变成什么都吃不下，可以说是物极必反。那么，该如何调节胃火呢？

调节胃火应当循清热、清滞的原则，饮食要节制，太过热气的东西少吃，甜腻的食物少吃。饮食上还应增加黄绿色蔬菜与时令水

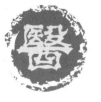
果，以补充人体所需的维生素和矿物质，且需注意口腔卫生。日常饮食中，可以食用绿豆粥、西瓜、鲜萝卜汁等有清热解毒之功的食物进行调理。另外，在药疗方面，可选用川莲、灯芯花、莲子芯、麦冬等泻胃火。

肝火：身体的第二把火

肝火亢盛为肝火，此火除了可由外感之火所引起，还可因外界刺激所导致，所以除了病理上的原因外，情志、睡眠等原因也可导致肝火。肝火旺的主要症状表现为头痛头晕、耳鸣、眼干、口干舌燥、口苦口臭、两肋胀痛、睡眠不稳、身体闷热、舌苔增厚。

肝火旺会影响肝脏的正常运作。为了防止肝火旺，除了放松心情、保持充足的睡眠外，还可借助一些常见的药材或食物清火。在药疗方面，可以选用菊花、夏枯草、白芍等平肝熄火的药材合煎饮用，也可以直接口服各种清凉冲剂，如夏桑菊冲剂、金菊冲剂。在饮食方面，可以多吃新鲜的绿叶蔬菜和新鲜的水果，如黄瓜、苦瓜、豌豆苗、橙子、无花果等。不宜吃辛辣刺激、过腻过酸、煎炸等食物，以免火上"浇油"。

心火：身体的第三把火

火与心相应，心主血脉而藏神。心火旺的主要症状为心烦急躁、面赤口渴、心中烦热，失眠、便干尿血、口舌生疮、肌肤疮疡。心火分虚实两种，虚火表现为低热、盗汗、心烦、口干等；实火表现为反复口腔溃疡、口干、小便短赤、心烦易怒等。

心火旺，最容易扰乱神明，出现心烦失眠、狂躁妄动等症状，所以提醒大家要控制情绪，减少紧张，少生心事、烦事，尤其是减少思虑那些迟延不决、处理繁杂、涉及众多人际关系的烦心事，以免心火气盛，诱发心脑疾病。

心火的防治，除了要保持良好的心态外，在饮食上，要少吃辛辣刺激之物，还要多吃一些性寒而味苦的食物，如苦瓜、苦菜、百合、苦丁茶等，也可多吃酸枣、大枣、百合或者干净的动物胎盘等补养心肾之物。在药疗方面可以选用黄连、莲子芯等有清心泻火之效的药物。另外，虚火上升的人可常喝清心润燥的冰糖莲子汤；心火较旺的人可常饮用由竹叶、甘草、灯芯草、生地、麦冬煮成的茶饮，清心又泻火。

肺火：身体的第四把火

冬季寒冷，但是人们穿衣多、住房暖、活动少、饮食所含热量偏高，体内就容易积热，热积攒到极致就会出现火，所以在冬季就有肺火显盛的现象。肺火旺主要表现为咽干疼痛、咳嗽胸痛、干咳无痰或痰少而黏、口鼻干燥、潮热盗汗、手足心热、失眠、舌红。

肺火较旺的人，在饮食上，不妨适当吃点属性偏凉的食物，如白萝卜、银耳、大白菜、芹菜、菠菜、冬笋、香蕉、梨、苹果、百合、阳桃、枇杷等，同时多喝水，少吃肉类及巧克力等热量高的食品。如果肺热郁闭，可在医生指导下服用通宣理肺丸、麻杏石甘草汤；阴虚肺热可服用养阴清肺口服液或者金果饮等。药物中有白薇、地骨皮，两者均可清泻肺热。

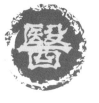

"火"引起的常见病

鼻衄（鼻子出血）

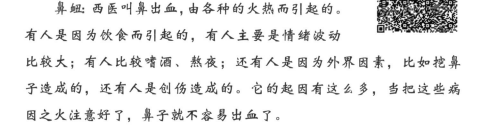

鼻衄：西医叫鼻出血，由各种的火热而引起的。有人是因为饮食而引起的，有人主要是情绪波动比较大；有人比较嗜酒、熬夜；还有人是因为外界因素，比如挖鼻子造成的，还有人是创伤造成的。它的起因有这么多，当把这些病因之火注意好了，鼻子就不容易出血了。

当然临床中我们发现它和体质也是有关系的，有一部分体质的人就容易出现鼻子出血，有个别的也有一点遗传的因素。我记得在我儿时的时候，是经常出鼻血的，有些高峰的时候如果诱发起来的话，一低头就容易出血，稍微碰一下就出血，我母亲那时候也容易鼻出血。但是我发现有一个改观，就是换了一下地理位置。当时我是在北方，北方的气候偏干燥，就特别容易形成鼻出血。后来来到南方，环境比较潮湿、湿润，我发现鼻子出血这种现象就好了很多，所以鼻出血和我们的体质、生活环境有很大关系。

我发现在生活中，鼻出血发生在儿童的情况偏多，而且当秋天来了，来找我看鼻炎的人就越来越多了，大部分都是一些孩子，一是它和干燥有关系；二是和儿童的生理结构有关系。秋天容易出现一些所谓的过敏性鼻炎，中医叫风寒性鼻渊，我们发现小孩就喜欢去抓鼻子。因为燥，鼻涕就容易结痂，出现鼻屎，他就总是想往外挖，不小心破坏了鼻黏膜表面，这样的话也容易造成鼻出血。

在治疗方面，主要就是要和鼻炎鉴别开来。火热是我们有一些火毒之症，或有一些伴随症状，比如说便秘，脸上长痤疮，与最近吃了上火的东西或者气候的原因有关系。那如果是鼻炎引起的话，因为打喷嚏或者是因为外伤破坏而引起的，或有外伤接触史，比如经常喜欢挖鼻子，或者是碰撞过鼻子，这个就可以排除了。

火热之症的话，我临床中治疗的方向，主要以侧柏叶和藕节这两个止血药为主。剩下选择的方子主要以黄芩清肺热、清内热、清上焦之热为主。加上栀子，泻三焦之火，剩下的再排除。看看如果是肺热带来的，用点泻白散加减；如果是胃火带来的，配合清胃散加减；如果是肾的虚火带来的，配合着知柏地黄丸来加减，这就是我在临床中治疗这个疾病所用的方子。

一般治疗这个疾病的时间是比较短的，1个疗程7天左右，效果就已经较好了，基本上一辈子不会复发，当然也有人在生活中不注意，可能在某个时间段还会复发。所以生活中的"红绿灯"，我们还是要注意，不要去闯。

西医治疗鼻子出血，仪器检查后大部分人会说局部的表面有一些破损，血管要用一个方法把它烧掉或者给它碳化掉。还有一些压迫止血的方法，有的人用凉水激降的疗法，或者是冰袋冷敷，这也能起到很好的作用，因为热胀冷缩的原理，收缩住了也就不容易出血了。还有西医说把血管破坏掉，有的能去根，当然也有不能的。因为它整个的一条血管要是比较长、大，暴露在表浅的话，是烧不完全的，所以这个方法也不是可取的。一般我们还是注意好病因，生活中，如果主要用中药的话，治疗有效率在90%以上，效果还不错，大家可以参照一下。

日常生活中禁止熬夜，少吃荤腥发物、油炸之物，性偏温热的食物也要少吃。比如说榴梿、杧果等，还有一些中药材也是比较容易上火的，很多人喜欢用鹿茸片煲水，还有人常吃一些人参等，吃

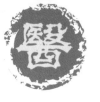
这些药材去补，都容易跑偏，跑偏了以后就容易积热而化火，对身体就会产生影响。还有，暴躁的情绪容易导致肝火旺的形成，肝火产生就容易出现酒糟鼻、结膜炎，还有口腔、咽喉的问题都容易出现。另外，到某一个季节，我们要善于去用一些温润的东西，比如说秋天了，要治疗肺火，可以用银耳、莲藕、百合或者是川贝雪梨等来煲汤。当然这个是因人体质而言的，也不尽是如此。有糖尿病的人，就不能吃川贝炖雪梨了。

口 疮

口疮：西医称"口腔溃疡"，是一种常见的发生于口腔黏膜的溃疡性损伤病症，多见于唇内侧、舌头、舌腹、颊黏膜、前庭沟、软腭等部位，这些部位的黏膜缺乏角质化层或角化较差。舌头溃疡指发生于舌头、舌腹部位的口腔溃疡。口腔溃疡发作时疼痛剧烈，局部灼痛明显，严重者还会影响饮食、说话，对日常生活造成极大不便；可并发口臭、慢性咽炎、便秘、头痛、头晕、恶心、乏力、烦躁、发热、淋巴结肿大等全身症状。

口疮最主要的症状就是口腔黏膜出现圆形或者椭圆形的溃疡，一般表面会覆盖灰白色或者黄色的假膜，溃疡的中央是凹陷的，周围泛红，有疼痛红肿等不适症状，严重情况下可能无法正常进食，连说话都会受到影响。如果属于恶性口疮，患者还可能出现发烧、食欲不振、身体消瘦等全身性症状，且会感觉到疲乏无力，部分患者还会有头晕、头昏以及失眠、脱发的表现。我们发现口腔溃疡一般多发于成年人，儿童相对少一些，且儿童恢复得也快，可能没过两天自己就好了，但是有些成年人就很难恢复。

生活当中它的起因，和过量吃油炸食物、喝酒、嗜食辣椒还有熬夜有关，这些行为都会引起火热，慢慢地引起胃火偏重。口疮发生的部位不同，火热的脏腑又有不同。如果溃疡发生在侧面、腮腺部位，属脾火；如果溃疡发生在牙龈部位，属胃热；如果发生在舌头上、舌两边，属肝胆之火；如果发生在舌尖，属心脏。这些都是口腔溃疡的一个表现形式。

口疮需和扁平苔藓鉴别开，扁平苔藓的症状，我们发现有疼痛，但是有的人不红，它是表面发白，有一层白色的内膜，这个治愈性也不高。扁平苔藓在西医里被称为慢性的口腔癌，形成的原因是脾胃瘀痰、瘀毒，慢慢引起的一个凝结互结。它也是表现疼痛，但是它表现的是一个面，尤其是在腮腺部位。

我们发现口腔溃疡是以点状的、圈状的为主，面积比较小，而

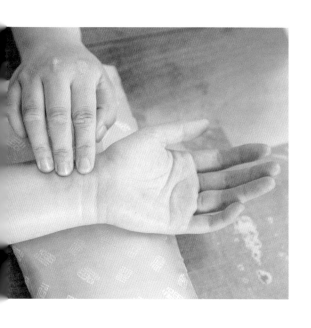

且容易有溃烂面。扁平苔藓的溃烂面不明显，主要以高凸出来、表面泛白为主，当然扁平苔藓也有偏红肿的，但和口腔溃疡是有一定区别的。扁平苔藓一般大部分有固定性，经常性地在某个部位发作。而口腔溃疡的话，一般是不固定、游走性的，今天在这里起，明天在那个部位起，这就是两者的区别。

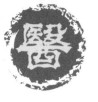
我治疗口疮，主要还是以泻黄散来加减。"泻黄甘草与防风，石膏栀子藿香充，炒香蜜酒调和服，胃热口疮并建功。"古人已经把这个方子总结出来了。我发现石膏有敛疮的作用，对口腔溃疡效果特别好，尤其是对那些顽固性的溃疡，效果很好。治疗疗程7~30天不等，顽固性的需要的时间长点，比较轻型的、偶尔发作的，一般7天效果就不错了，有人30天就去根了，效果不错，且维持的时间也是比较长的。

病例：

姜小姐是陪朋友过来看诊的，在旁边听诊的时候，因为觉得中医很有意思，所以，也想看看自己需不需要调理一下。

姜小姐27岁，面色偏黄，唇色偏淡，舌淡苔薄白，脉沉细，偶有便溏，经期痛经，月经量偏少，四肢畏寒，经常有口疮。我告诉姜小姐，她的体质属于上热下寒的情况，如果想调理的话，能改善她痛经、口疮以及怕冷的情况。姜小姐觉得，痛经她已经习惯了，每次就那么半天，也还能忍，口疮和怕冷她也觉得不是病，再加上中药太苦，比起习惯了的疼，她更不想吃苦，所以不是很想调理。出于接诊习惯，我交代了姜小姐日常的注意事项，并未要求她用药。

再次见到姜小姐，是1个多月以后，这次来诊，是因为姜小姐口疮太严重，唇内侧、软腭等部位，好几个小指甲壳大小的口疮。姜小姐开玩笑说，她本人从未觉得口疮是个疾病，需要治疗，所以一直以来，不严重就熬着等自愈，严重的话，就自己到药店购买口腔溃疡药喷雾剂，临时缓解下，再等它自愈。结果上次陪朋友过来可能是在医生面前放大话了，所以，这次口疮就严重了很多，喷雾剂完全没有效果，口疮比以前多，面积比以前大，疼得受不了，不敢大口吃饭，不敢吃辣，甚至不敢张口说话。所以，趁着这次机会，来磨砺一下自己，吃点中药，看看中医是不是真的那么神奇。

这次问诊中，姜小姐有口干口臭、烦躁、喜冷饮、大便干结难解、尿黄、腹胀等症状，加上她舌红苔黄厚，脉沉数，我告诉姜小姐，她身体现在的情况是中上焦有实热，可能跟这段时间饮食嗜辣以及气候湿热有关，解决口疮需要先泻热，所以，先用药：

甘草10克，防风10克，石膏30克，栀子20克，藿香10克，5剂，水煎服。

除了用药，我叮嘱她饮食要有规律，以清淡为主，可以吃些绿豆、冬瓜、苦瓜、莴笋等性凉的食物，清热去火，有助于口疮的治疗。另外，这5剂药以泻热为主，但是姜小姐体质属于下焦偏虚寒，所以，口疮临时缓解后，后续还是需要调整体质用药，改善上热下寒的情况，才能从根本上改善口疮易复发的情况，而且，还能改善痛经、月经量少、怕冷的症状。

大概1周后，姜小姐来复诊，她的口腔溃疡已经消下去了，她说，中药确实有效，所以，抱着信任我的心态来调整体质，希望真的能像我说的那样，从根本上改善口疮易复发的情况。这次，我根据姜小姐的情况，在温经汤的基础上加减用药，并交代她，每个月来1次，每次7天的药，连续3个月。我叮嘱姜小姐，用药后，首先能感受到的就是痛经和月经量少有所改善，慢慢怕冷的情况也能减轻，面色会更红润，口疮也能明显减少复发频率，就是药稍微难喝了一些，所以，如果想效果好，少喝药，就要注意：平时少吃辛辣油炸食物，不暴饮暴食，不熬夜，适当运动。

中医认为，口疮跟正气不足有一定的关系，现代医学也认为，

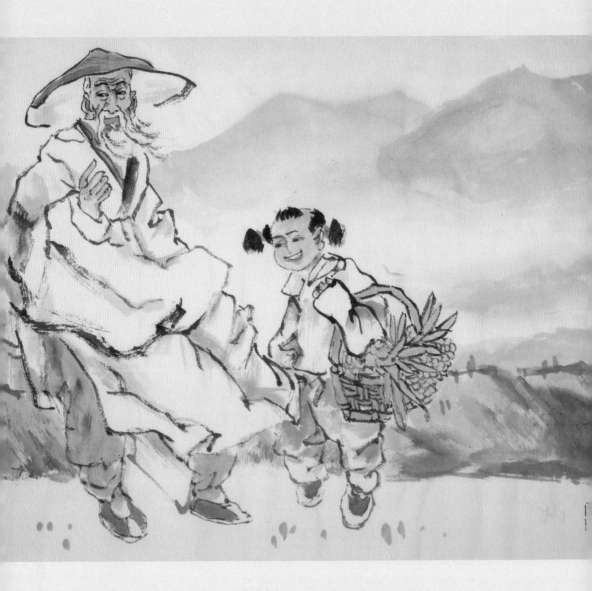

口疮的发生跟人的免疫力下降有关，所以，治疗口疮的关键不是大家以为的忍忍就会好，或者降火就可以解决的问题。内因不除，单纯地降火或者外用一些临时缓解疼痛的喷雾剂，不能从根本上治疗口疮。中医在治疗口疮上，一般结合患者的情况，结合寒热虚实来综合判断，治疗上主要跟心、肝、脾、肾4个脏器相关。

临床上口疮多见脾胃蕴热型、心火上炎型、肝郁蕴热型、阴虚火旺型等4种证型。其中，姜小姐的这种情况，就属于脾胃蕴热型，一般与嗜辛辣、油炸食品有关。体质较差的人，在暑湿季节时，饮食稍有偏嗜，就容易发作，治疗上以清胃散或泻黄散加减治疗。

心火上炎型主要表现为口疮以舌尖为主，色红，伴有心烦、口干、小便短赤、失眠等症状，舌红苔黄脉数，治疗上以导赤散或泻心汤加减。

肝郁蕴热型主要以舌边口疮多见，伴有心烦易怒、胸胁胀闷、口苦咽干、失眠等症状，治疗以丹栀逍遥丸、龙胆泻肝汤为主。

阴虚火旺型的患者大多不是实火，本质是因为阴虚，临床上，多表现为口疮反复发作，伴有口燥咽干、口渴不欲饮、头晕耳鸣、心悸健忘、失眠多梦、手足心热、腰膝酸软等症，治疗上不能泻火，而应以滋阴为主，根据证型，考虑知柏地黄丸、甘露饮等方加减。

除上述常见的4种证型外，还有稍微少见的脾虚湿困型和脾肾阳虚型口疮，临床上，需要在辨证的前提下，选择不同的中药方剂进行调治，并进行适当地加减，以使病情能够好转。口疮并不单单是一个不起眼的小问题，它之所以出现，尤其是反复出现，一定是身体体质出现了问题。因此，当我们的身体反反复复出现某一症状时，有可能是身体在提醒我们，要注意健康了！当然，我也不是建议大家有事就立即就医，当身体出现问题时，我们首先要做的，是

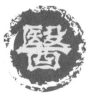

反思自己的生活状态，调整好自己的习惯，包括饮食、运动、情志、睡眠等，如果调整之后仍没有明显改善，再建议大家就诊咨询。知道问题，才好修正问题。认识疾病，才能避免生病。

便 秘

便秘：排便次数减少，一般少于每周 2 次，粪便干结，排出的粪便有时呈羊粪状，排出困难并有痛苦，或者虽有大便，但排便不畅。

检验：便秘 1 年以上者，建议做肠镜检查，以防诱发痔疮。

注意：要少吃辛辣及火重的食物（如辣椒、狗肉、羊肉及烧烤、油炸食品）。

便秘也叫便闭。什么样的情况归为便秘呢？排便时间延长，排便比较久，很难排出来，或者是有很多人形容说排的是羊屎状，一粒一粒的，这样的情况都叫便秘。它的成因，有的人是因为火热，有的人是因为情绪导致气郁带来的，有的人是因为气血不足，有的人是因为过食寒凉物，或者下焦有寒，慢慢形成。

日常生活中，最常见的易引起火热之症的就是辣椒。在中原地区，还有湖南、四川、湖北、广西这一带吃辣椒，身体出现异样的反应就少。但是在北方或者是在特别靠近南方吃辣椒，那影响就大了。容易引起 4 种疾病：睡眠不好、皮肤病、妇科疾病、痔疮和便秘，所以我们应尽量减少辣椒的摄入。尤其是在深圳，很多湖南、四川人来到这个地方，还是按照自己的饮食习惯走，会发现吃了以后特别不舒服。很多人会说："怎么在老家吃辣椒，我没反应呢？"

这就是水土和地域的问题。所以大家一定要注意，要不然火热重了以后，就会引起便秘。有的人是肝火，有的人是饮食之火，有的人是熬夜带来的火，还有的人是积食、积热带来的火。

火热导致的便秘，怎么去鉴别呢？平时喜欢吃油炸食品、辣椒这一类的食物，就容易有一些火热之症。比如说口有异味，人容易上火、怕热、手脚发烫，脉象偏快一点，这都是火热之症。火热引起的便秘是粪便一粒一粒的，排不出来，排而不畅。

因为气郁而引起的便秘，也排不出来，总感觉在肛门那顶着，或者有一种里急后重的感觉，总是想要去便，去便了又没有，这样的情况属于气郁。古人有句话叫：调气则后重自除，行血则便脓自愈，调气指的就是调节这个气的不顺、淤堵。

还有一种气血不足引起的便秘，是说我们中气推动无力，一般发生在儿童身上偏多。因为他们的脾胃比较弱，成而未全，全而未壮。他们的功能虽然形成了，但不健全，健全了还不够强壮，所以他们提供气的动力不足，这样小孩就特别容易有便秘。而且他们还有一个习惯，一旦玩起来后就不想去便了，或是忘了，慢慢地形成了便秘。还有一部分老人，出现气虚、血虚了，也会引起便秘。女性生完小孩以后，因为丢失气血，所以很多女性产后都要持续一段时间便秘的现象，这和血虚有关系。

还有人是寒秘，年龄偏大一点的、体质偏弱一点的，阳虚体质的人，容易有寒秘的现象，常伴有小便清长、下肢偏冷、怕冷、腹部发凉，这些都是寒秘的表现。

形成便秘后如何治疗呢？最常见的一个主方叫增液汤，还有一个就是麻仁丸，我用这两个方子的合方治疗便秘。古人说"热病津枯肠燥结，增水行船便自通"，也就是说火盛了以后，把水液蒸

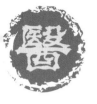

发掉了，你肯定会便秘。很多人有疑惑："医生，你不是讲火是往上走的，一般上面会出现一些症状，我们肚子不是下焦吗？怎么会出现问题呢？"

因为血液是循环的，而70%的血液都是水，水和血液是连在一起的，当下边把血液的水蒸发掉了，上面干燥，它要处于一个平衡，整体水液就会减少。这个时候用增液汤，配合下火的药，也就是麻仁丸，效果就会特别好。

有人喜欢用牛黄解毒片、三黄片等来缓解便秘，不管热秘、寒秘、气郁秘，还是气血虚秘都用这个，吃的头两次还好，能通下。因为便秘久了以后，它会淤结一些热在体内，这个时候我们都当热秘来治，没问题。但是久而久之，这些药太寒凉了，苦寒每易败胃，如果你不辨证去治疗，经常只是服用这些药的话，那对身体的伤害就大了。伤害了脾胃，导致气血不足，要是气虚型的，就更严重了。所以我们要辨证分型，辨证治疗。

热秘的治疗，一般用时3~7天，效果就很好了。如果长时间的，大家一定要斟酌去用了，下火的药尽量要减少。因为苦寒每易败胃，吃寒凉物过久，只会加重便秘的症状。很多人说："我吃水果也能通便。"对！水果也是生冷和寒凉的东西，通过吃水果来促使排便，就相当于吃牛黄解毒片和三黄片，结果当然也会一样，久而久之，也会让你脾胃受损，出现一些问题，所以大家在用寒凉类药的时候，一定要注意。

如果用久了的话，会出现以上问题，要配合着一些针灸疗法，比如扎天枢，配合一些泻火的药；扎一下足三里，提高脾胃功能，提高一下代谢的功能，治疗效果会很好。

对于气郁型的，就像里急后重型的，古代有个六磨汤，治疗效果较好。因为情绪淤久了容易化火，所以久而久之也容易出现这种便秘的现象，这个时候用六磨汤，治疗效果也是特别快，一般在 1 个星期左右。当然要是便秘久的人，还应配合一些养气血的药。

病例：

一个朋友找我看病，说是便秘已经 1 个星期了。据说以前上火就吃些穿心莲片，便秘了会泡泡番泻叶喝喝，一般都能搞定上火、便秘等问题。可是现在这些方法都没有效果了，朋友已经好多天没有排过 1 次便了，肚子里的毒素排不出来，整个人的状态不太好，脸色也暗沉没光泽。

我给朋友开了几支开塞露，让护士给他做了灌肠。灌肠之后朋友果然排便了，排便后整个人轻松多了。但是朋友还是忧心忡忡，担心以后再便秘，也不可能每次都到医院来灌肠，或者用开塞露塞肛门吧，朋友心里对开塞露还是很有排斥感的。

于是，我给朋友开了一个方子，这个方子可以长期使用，能有效解决他的便秘问题：

将橘皮洗净，切细丝，煮沸，加适量白糖、蜂蜜，冷却，每次 1 汤匙，每日服 3 次。

另外，我告诉他，经常喝点蜂蜜水，也可解除便秘之苦。

1 周后，我打电话给朋友，得知他回去后就开始按照我开的方子调理，每天早上还会喝 1 杯蜂蜜水，饮食上也开始吃些苦瓜、苦菜等带有苦味的蔬菜。这样调整后，到了第 3 天，朋友就开始通大便了。并且，以后每一两天会排上 1 次。大便通畅了，整个人气色看着也很好。我嘱咐朋友可以长期喝蜂蜜水，少吃辛辣刺激、油炸

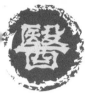

或者烧烤类等容易引起上火的食物，每天尽量保证充足的睡眠。

一些性寒凉的蔬菜、水果，有一定的去火效果，例如，苦瓜、芹菜、柚子等，且蔬菜、水果本身所含的粗纤维也比较丰富，能促进肠胃蠕动，有助于人体排便。如果只是一味地使用有刺激性的泻药如番泻叶、肠清茶等是不合适的。这一类型的药物，属于刺激性药物，它们是通过直接刺激肠道肌肉收缩来达到排便的目的的，人体用久了之后会对其形成依赖，导致大肠肌无力，于是便出现使用效果越来越差的状况。

其实，从中医的角度出发，人体之所以出现便秘，和"无水舟停"的自然现象很类似。之所以这么说，是因为人上火后，人体的水分会减少，津液不足，无法滋润大肠，大便就会秘结，人就会出现便秘的情况。采用刺激性泻药强行泻下，可以暂时缓解便秘的症状，但是这样，不仅无法从根本上解决便秘的问题，还会加重大肠津液不足的状况。就像一条在干枯的河中无法移动的船，人使用外力向前推动船身，船虽然会移动，但是在移动的过程中，船和河床都会受到不同程度的破坏。如何让船顺利地移动呢？只有河水涨满、水载着船，船才能顺利向前行驶。所以，如果出现便秘，不要贸然地使用药力刺激肠胃，而是应该多补充水，多吃蔬菜，只有符合了"增液行舟"的道理，才能从根本上解决便秘的问题。

不过需要注意的是，除了晨起的蜂蜜水外，全天都应多饮凉开水以助润肠通便。保持良好的心情，生活作息要有规律的同时，还应进行适当的体力活动，加强体育锻炼，比如仰卧屈腿、深蹲起立、慢跑、骑自行车等都能加强腹部的运动，促进胃肠蠕动，有助于促进排便。

痤 疮

粉刺：现代医学也称之为"痤疮"，俗称"青春痘"，是皮肤科临床中的常见病。依据其呈现在皮肤上的严重程度可分为寻常型和囊肿性、结节性和聚合性痤疮，依据年龄阶段又分青春期痤疮和青春期后痤疮。主要好发于青少年，对青少年的心理和社交影响很大，但青春期后往往能自然减轻或痊愈。临床表现较为单一，以好发于面部的粉刺、丘疹、脓疱、结节等多形性皮损为特点。

颜面疔疮，西医叫痤疮，也就是老百姓说的脸上起痘。在临床中，最常见的有两类：一类是不红肿，但是起粟米状的，这属于寒闭型，即体内有寒包热，也就是中医说的阳气不够，伴有寒症，它发不起来，而且小粟米状很多。还有一类是火毒型，也就是化脓型的，根很深，颜面的疔疮像钉子一样扎在脸上。

究其起因，寒闭型粟米状的，一般是平时爱吃一些寒凉物；热毒型的，古人有一句话说得好：膏粱厚味，足生大疔。也就是说久食油腻之物、荤腥发物，就容易引起疔疮。我们身体总是要有那么一个排泄的途径，有人从牙排泄，牙龈出血；有人从眼睛排泄；有人从脸上排泄；有人从头发上排泄，有头油。每个人的排泄途径不一样，非肠道的排泄，我们称为病态。如果从汗液排泄，又是正常的，但过了也不行。从二便排泄，这是正常排毒的通道。假如从皮肤上排泄出来，这就叫非肠道排泄，也就是病理性的。这是什么原因呢？也和火热有关系！

五行特性中，说"水曰润下，火曰炎上"，意思是说，水具有滋润、下行的特性，而火则刚好相反，具有炎热、上升的特性。火

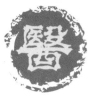
焰永远是向上燃烧的，就像打火机打火时，打着后无论怎么摆放，火焰都会朝上。中医讲究人与自然相统一，大自然分五行，我们人体也一样，人体的五行也同样具备这种特性，这也是为什么我们的脸上、头上容易长粉刺——人体的最上方是头部，当身体内的平衡被打破，热气过重，形成火邪时，火热之气上行，头部就会出现症状，比如脸上的粉刺、头顶的红包等。

粉刺是深圳最常见的皮肤病之一：深圳地处亚热带地区，气候炎热；一面环海，一面多丘陵，气流到达陆地时，又被丘陵拦截留下水气，水气再被热气蒸腾，湿热蕴结，湿热的环境，就容易多发皮肤病。所以，很多刚到深圳的人，尤其是年轻人，就很容易出现粉刺、湿疹等皮肤病。

生活中，我们要避免一些火热的东西，比如说不要熬夜，注意好饮食，有人可能会说，我朋友天天吃辣椒，那皮肤才好呢！每个人的代谢途径不一，她可能真正地就循二便而排了；还有人是从其他的地方，比如说妇科炎症；还有人是肠胃里长了痈肿、脓肿或者是肿瘤，慢慢淤而成毒。

所以大家不要抱有侥幸心理，因为你只要吃过了这个东西，那身体肯定要有个出处，颜面疔疮，这只是最轻的一个惩罚。形成疖肿或者痈，也还好，能治疗，要是在肠道里或者身体其他部位形成肿瘤那就不好治了。

颜面疔疮，在不同年龄段，长的东西会有一点点区别。比如说在十几岁的时候，有将近80%的孩子都有青春痘的出现。一般长在额头，还有脸上。我记得我在十几岁的时候也出现过，有时候不治疗它，随着年龄的增长，代谢功能逐渐上来了，发现也能把它排泄掉。但是有的人就要靠一些药物的干预。如果孩子有这些现象，尽量还是要治疗，因为它是身体病态的表现，也就是湿毒的表现。到了 20 岁左右的时候，身体功能已经健全，排湿毒的能力也逐渐正常了，如果这个年龄段还有的话，那一定要去治疗了。因为再不治疗，久而久之在你的脸上就容易留下痘印，尤其是到二十几岁以后，情感期来了，变得注重颜面，这个时候会觉得痘印影响颜值，因此要及早地去干预和治疗。

治疗方面，闭合性的，也就是有上热下寒型的，一定要先把下寒暖起来，比如女性既有痛经又长痘的现象，我用温经汤来调理。男性用偏温性一点的汤：少腹逐瘀汤。这样的治疗方针对于寒闭阻类型的，闭合性的粉刺、痤疮效果特别好。

对于红肿热痛型的，我用的是五味消毒饮，加上泻白散。主要针对身体的湿毒、火毒，因为肺主皮毛，跟肺热也有关系，所以我从这两个方面来调理，再合理地佐一些活血化瘀的药。我们发现有些人长痘痘、痤疮以后会留下一个黑印或者留下疤痕，这说明血液的循环不好。这个时候要用乳香、没药、血竭、儿茶打粉，醋调和后外用，4 种药量比例为 3 : 3 : 1 : 1，它有生肌、促进血液循环的作用，又有修复的作用。

在内调的基础上，还配合着外用，这是目前我研究出的最好的治疗痤疮的方法，有效率能达到 95% 以上。外用法即放血疗法，也就是用梅花针叩刺，有很多美容院用一些采血针，一个一个去点刺，然后一个一个再去挤，这种不如我们用梅花针把整个面部叩刺一遍。把排泄的途径扩宽、扩大，让表面的火毒发出来，再加上从里边内调，这是最佳的疗法。有人 1 次就好了，严重的人是 5 次，即使痘痘长得再大，或者您满脸疤痕，它也有修复的作用。

还有人问能不能再敷点面膜，针对外治法，再配合些药物，我

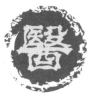

有一个经典的方：四黄汤，生大黄、黄连、黄芩、黄柏，打成细粉末状（一百目以上）。用蛋清或者蜂蜜调匀，每天做面膜，敷半小时到1小时，效果也特别好。有一些红肿的人敷完了以后慢慢就不再起了。这个面膜能清热解毒，又有生肌、修复的作用。整个治疗过程一般在1个月以内，效果已经是很好了。

病例：

张先生是被女朋友押着来的，他的脸上半年来一直在长粉刺，尤其是脸颊和额头位置，除了有密密麻麻的红色丘疹外，还兼有脓包型的粉刺。太阳穴以下的双颊，因为旧的粉刺还没有结痂痊愈，新的粉刺又在旁边的位置冒出来，一层又一层的"痘痂"，脸颊两侧像结了一层壳一样，结痂的位置，皮肤隐隐发黑。关键是，张先生自己没把这些当回事，所以，一直也没太重视，从来没有找医生看过，只是偶尔有粉刺出现脓包时，会要求女朋友用粉刺针清理、消毒。女朋友天天看着他长满粉刺的脸，看着"新痘叠旧痘，痘痘无穷"，越看越不对劲，所以，押着张先生来，要求他必须把脸好好治一治。

在问诊的过程中，我了解到张先生是跑业务的。年轻人做业务，都是靠拼，忙起来的时候，饮食也不规律，一日三餐大多是吃外卖。深圳天热的时候多，太热的时候，人容易没有胃口，再加上张先生原本是重庆人，饮食习惯相对广东偏重口，所以平时吃外卖也是偏湖南菜多。自从女朋友意识到张先生脸上的粉刺越来越严重后，已经要求张先生开始忌口了，所以现在相对以前的饮食习惯，张先生吃辣已经有所减少。张先生还特意强调，自从女朋友开始要求不吃辣后，现在哪怕是吃夜宵的时候，烧烤类的食物都会少加辣椒，但是，脸上的粉刺并没有因为忌口有明显的减轻。张先生和女朋友毕业后来深圳也还不满1年，从意识到脸上开始出现层出不穷的粉刺到现在，已经有将近半年了，看女朋友提供的来深之前的照片，对比张先生现在的脸部情况，变化实在太大了。

了解到张先生的生活习惯，再结合他还兼有小便黄，便秘，偶有口干、口臭症状，以及舌红、苔厚黄，脉浮洪滑，我考虑他是肺胃热盛型的粉刺，于是给他开方：

薏苡仁30克，杏仁10克，白豆蔻10克，半夏（法）10克，厚朴20克，通草10克，竹叶10克，滑石20克，芦根10克，连翘20克，乳香6克，没药6克，10剂，水煎服。

同时，梅花针叩刺放血2次，要求当天以及10天后复诊时各进行1次面部叩刺放血。

在为张先生进行面部叩刺放血时，他面部的血出得很快，梅花针叩刺下去，都不需要另外用气压罐吸，尤其是结痂比较严重的位置。因为张先生的面部痤疮太严重，所以清理的时候，也特别注意，尤其针对有脓头的部位。在为张先生清理痤疮后，我告诉他，他这种情况，一是因为深圳本土气候湿热导致的，另外就是，跟张先生的饮食习惯有很大的关系。如果想要早日恢复，不想再感受面部放血的痛，一是要忌口，包括不食辛辣，不食夜宵，饮食规律；二是尽量不熬夜，多运动。能做到这些，用药和治疗就能事半功倍，做不到，即使一时有所缓解，后续还是有可能继续长粉刺。

气候的问题是我们无法人为干涉的，我们能做的，是调整自己的状态，让自己的身体能在当下的气候环境中，找到一个平衡点。像张先生的这种情况，要求忌口，一是因为过食辛辣、夜宵，都会

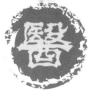
加重体内的热气，同时，因为饮食不规律，又会伤害脾胃，导致脾胃功能受损，身体代谢不畅。加重的热气，以及脾胃失调引起的腑气不通，就会引起热邪上行至头部，所以，饮食方面必须要忌口。熬夜是都市人普遍存在的现状，这种问题短时间不会有明显的症状，尤其是年轻人，精力旺盛，感觉更不明显，但是，长时间地熬夜，让肝胆无法得到有效的养护，日积月累就容易生肝火，同样会加重体内的热气。适当的活动，能够调整身体代谢，让体内的热气通过运动出汗的方式从体表散出。

日常接诊中，除了张先生这种情况的粉刺外，比较多见的还有湿邪蕴结、冲任失调、热毒壅盛等几种类型的粉刺。湿邪蕴结型的粉刺，大多伴有面部、头部油腻的情况，与体内湿邪与热邪同样偏重有很大的关系，治疗的时候，重点是健脾与祛湿。冲任失调型粉刺多与月经相关，这种证型多伴有月经失调，治疗时，重在调补肝肾，一般月经好了，粉刺也会明显好转。热毒壅盛型粉刺以化脓性表现为主，临床症状比较严重，粉刺多伴有结节、囊肿、脓肿、黑头等，治疗以清热解毒为主，个别严重的，还需要配合其他理疗手法综合调治。

在治疗以上粉刺中，大部分的粉刺都可以配合梅花针叩刺，尤其是面部特别严重、反复粉刺叠加的这种情况。叩刺放血可以快速地将瘀滞的血液排出，让局部补充新鲜的血液，能够有效促进局部血液循环，加速局部皮损部位的修复。尤其是粉刺严重的患者，在治疗的过程中，配合2~3次的叩刺放血，临床效果特别明显。

无论是哪种证型的粉刺，除了个别人与遗传以及先天体质有关外，大部分的人，还是与不良的生活习惯有关。想要皮肤健康美丽，还是要吃得健康，动得健康。

带状疱疹

蛇串疮：西医称为带状疱疹，临床上较常见的急性疱疹样皮肤病。临床多呈现数个簇集疱疹群，排列成带状，沿周围神经分布，常呈单侧性，一般不超过体表正中线，多呈不规则带状分布，常见于胸腹、腰背及颜面部，局部皮肤有灼热感，伴有神经痛，发病前有轻度发热、全身不适、食欲不振等前驱症状。中医认为其与风、湿、热、邪有关，多由湿热内蕴，感受毒邪，湿热毒邪互相搏结，壅滞肌肤为患。一般多在春季发病。本病有自限性，病程通常为2~3周，老年人3~4周，部分患者可留下后遗神经痛。

蛇串疮的特点是它呈簇状的水疱样和火燎样的疼痛，或者有痒的症状。有人表现疼痛，没有表现出来疱疹，慢慢地才能出现这种现象，它最主要的病因，还是在肝胆湿热上，且有突然发作的特点。诱发需要有这么几点：情绪不稳，生气或急躁导致肝火比较旺；熬夜，没睡好觉；还有人喝了几场酒，导致火毒内蕴，肝胆偏湿热偏重，肝胆火毒就产生了，表现在体表之外。它会沿着肋间神经走，尤其是沿着肋间神经线走，而且是呈带状样的。要是发生在腰部，有些老人家会说："哎呀，千万不要让它连上线！"老人家把这个叫缠腰火丹，说它一旦连上了，那就说明这个病情加重了。

患了带状疱疹，每个人的表现不一样，有人开始什么症状都没有，没有起疱疹的时候，就是表现疼痛，很多人就以为是肋间神经痛，或者是神经部位的疼痛，结果没过两三天，疱疹就出来了，所以它特别容易和肋间神经痛发生误诊。

如何鉴别是带状疱疹还是肋间神经痛呢？肋间神经痛或者神经

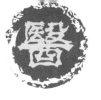

痛的话，只有肋胁、肋部疼痛，没有任何的局部红、痒、疼痛的现象。但是带状疱疹有人开始痒、痛，后边才会起疱疹。所以说在痒痛过后，我们一定要看看有没有疱疹，如果没有疱疹，我们可以确诊为肋间神经痛。

关于带状疱疹的治疗方法，就比较广泛了。有外敷药，有针灸治疗，有人用火针治疗，有人用放血疗法，还有人用内服药。内服药主要用龙胆泻肝汤，加点大青叶和板蓝根。单服内服药的话，效果没那么明显。我发现效果能立竿见影的方法就是放血疗法。用梅花针叩刺放血，当场就能见效，疼痛就能止住。一般放血 2~3 次，基本就能康复了，时间是 3~7 天。

我治疗此病首选就是内服药和放血，当然也有一些其他的方法，比如火针。局部扎火针，引导它的火毒聚集在一点，排泄出来；还有用针灸针围刺，把它围在一起，不让它扩散出去，这也是中医的一种疗法。因为针灸能提高免疫力，活血化瘀，还能起到改变局部的血液循环，也就是类似于消炎的作用，所以我说内服药配合针灸，效果能锦上添花，再用一些外用药配合，效果就更好了。西药有阿昔洛韦软膏，抗病毒的。中药主要用青黛、冰片、大黄、芒硝，还有黄连，把它们打成粉，用凡士林和匀了敷在局部，效果也特别好。这样内外结合、针药并进，效果、疗程就更好、更快一点。

放血治疗可以采用掐头去尾法，第一个疗程先将头部用梅花针叩刺，然后尾部叩刺了，中间再叩刺一下。第二个疗程，则把其他地方没扣到的地方叩刺到。掐头去尾是为了把病毒、火毒截住，不让它再往外扩散了，让它从血液里排出来。这就是我的治疗方法，治疗的有效率能达到 90% 以上。

当然这是对体质较好的年轻人，治疗时间快一点。如果是老人家，多数老人伴有血虚肝旺，不单单是内火毒了，他还有体虚。因此治疗上还要扶正，调解一下气血。如果气血不好，很多人会伴有肋间神经痛后遗症的出现。尤其是80岁左右的老人，伴有后遗症的特别多。西医主要是抗病毒消炎的治疗，容易留一些后遗症，而中医治疗，有效率能达到90%以上。

这种病很少复发，只有极少数、个别人容易复发。

病例：

陈先生是我的朋友，从事销售工作，经常需要出差以及应酬。一天，在与我电话聊天的时候，他说他突然起了一些水疱，又疼又痒，问我是怎么回事。我问他近几天是不是又大吃大喝了。他说最近有朋自远方来，为了好好招待他，几个在深圳的哥们儿轮流请吃饭，北方风味的羊肉汤、羊肉串，家乡风味的油焖麻辣小龙虾轮流吃了几顿。想着马上三伏天了，刚好吃羊肉补补阳气，再吃点麻辣祛祛寒湿，既好吃又养生。他说这些的时候，疱疹已经有3天了，我告诉他，要是不想越拖越严重，就赶紧抽时间来见我。

第二天，陈先生过来找我，我看他主要是右胁部有疱疹，疱疹鲜红，刺痛兼有瘙痒的症状，加上昨天了解到他最近的饮食情况，以及他舌红苔白厚，脉弦数。毫无疑问，这就是民间常说的"蛇缠腰"，学名蛇串疮，西医多称带状疱疹。因为是认识多年的朋友，我告诉他，想好得快就会比较痛，怕痛呢，就会好得慢一些。陈先生选择了好得快的方法。

因为陈先生疱疹的面积并不是很大，所以我选择皮损疗法：在疱疹部位，也就是特别疼痛的区域，疱疹特别鲜红集中的地方，用梅花针叩刺后加火罐排血。疱疹鲜红是一种充血反应，也就是西医

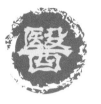
中的炎症状态，炎症会红肿疼痛，放血后充血的情况就缓解了，局部疼痛和瘙痒立刻就得到缓解。但不得不说的是，这种治疗方法确实很疼。

除了疱疹处放血之外，还给他用药内服：

龙胆草 6 克，栀子 10 克，黄芩 10 克，柴胡 12 克，生地 10 克，车前子 10 克，泽泻 10 克，木通 10 克，甘草 10 克，当归 10 克，紫草 10 克，板蓝根 10 克，5 剂，水煎服。

另外交代，放血的位置不要抓挠，避免感染。这几天饮食一定要清淡，所有辛辣、油腻、油炸等上火的食物都要忌口。陈先生当天症状就明显缓解，放血的地方结痂后也再没有疼痛和瘙痒的情况了，疱疹也没有再增多。

临床上，蛇串疮多见 3 种证型，第一种证型，大多与饮食失节有关，一般多见急性症状，多见于体质较好者，发病急，疼痛剧烈，常以实证为主，临床多外敷加内调，或放血加内调，主要考虑肝胆湿热证型，治疗上以清热解毒为治疗原则，常以龙胆泻肝汤加减治疗，这一类大多见效快，不留后遗症。第二种证型表现为疱疹色淡、疼痛不明显、疱壁松弛易破，伴有食少腹胀、大便稀，舌淡苔白、脉沉缓，这一类多属于脾虚湿郁型蛇串疮，临床上多见虚证，多与饮食不节，脾失运化，致湿热内生，湿阻气机相关，这类大多以健脾利湿为主，临床上多以除湿胃苓汤加减，治疗的时间相对稍长。第三种证型多见于水疱已经消退，局部仍然疼痛不止的患者，其中，患处多色暗红，灰褐色或色素沉着，疼痛以夜晚或阴雨天加重，舌暗苔白，脉弦细。临床主要考虑为气滞血瘀所致，多见于老年人。这类患者大多年老体弱，气血不足，循行不畅，湿热之邪虽消退但气血凝滞未解，所以皮疹消退，疼痛仍然不止。临床多以理气活血止痛为主，常用桃红四物汤加减治疗。

蛇串疮除了以上 3 种常见的症型之外，在临床中，我们还常常遇到另一种比较特殊的情况。一些患者在初期发作时，自己通过口服抗生素或涂抹消炎止痛膏等药物来治疗，这种治疗方法不能说完全没有效果，但是也有可能发生另一种情况，就是患者本身热毒较重，没有用合适的方法让热毒发出来，而是通过药物压制住，很有可能在表证痊愈后，局部出现放射性疼痛的后遗症。且后遗症的治疗，虽然有效果，能在一定程度缓解患者放射性疼痛的症状，但是也有可能无法根治。所以，建议如果出现蛇串疮症状，还应第一时间就医治疗。

蛇串疮除了上述的皮损放血治疗和中药内服外，还有其他很多种方法，包括针刺、火针、艾灸、外敷中药等方法，临床中，可以根据患者的身体状况，随时调整治疗方案。但是无论用什么方法治疗，此类疾病主要与湿热火毒等相关，所以最重要的还是要忌口。第一，忌食辛辣温热食物，包括烟、酒、生姜、辣椒、羊肉、牛肉、鸡肉及煎炸食物等辛辣温热之品，这些食物食后易助火生热。第二，慎食肥甘油腻之品，包括肥肉、饴糖、牛奶及甜品等食物，这类食物滋腻，容易导致湿热毒邪内蕴不发，病情缠绵不愈。第三，慎食酸涩收敛之品，如酸性水果、芡实等食物，酸涩收敛，易致气血不通，邪毒不去，疼痛加剧。

临床中，蛇串疮也多与情志不畅、肝气郁结有关。久郁会化火，复感毒邪就会出现蛇串疮，所以出现此类疾病的患者，也多建议保持心情舒畅，适当运动，不熬夜。生活习惯调整好，身体的免疫力提高，病情自然也恢复得更快。

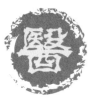

人为什么会生病 1

中耳炎（脓耳、耳鸣）

　　脓耳：耳科常见病、多发病，是指由外邪侵袭，邪毒炽盛，停聚耳窍，或脏腑虚损，正气亏虚，邪滞耳窍，无力托毒所致的以耳部疼痛、流脓、鼓膜穿孔、耳内流脓、听力下降等为主要临床表现的疾病，患者常伴有畏寒、头痛、发热感冒等症状。本病严重者可引起脓耳变证，甚者危及生命。本病多发于小儿，每致听力损害，影响患者学习，甚至可以出现并发症，危及性命。

　　脓耳是一种耳科常见病，主要症状有耳内流脓疼痛、耳鸣等，常伴有畏寒、头痛、发热感冒等症状，严重的甚至可能发展成严重并发症"中耳胆脂瘤"，危及患者性命。

　　脓耳首见于《仁斋直指方·卷之二十一》，"热气乘虚，随脉入耳，聚热不散，脓汁出焉，谓之脓耳"。脓耳又名耳疳、耳湿、耳底子等，中医认为它与风热外侵、肝胆火盛、脾虚湿困、肾元亏损有关系。脓耳相当于西医学的化脓性中耳炎，主要致病菌为肺炎球菌、溶血性链球菌、葡萄球菌等。常见的感染途径是咽鼓管途径和外耳道途径，一般多发于冬春季，易发于儿童，感冒后容易诱发。

　　中医将中耳炎称为耳毒或者聤耳，认为和肝胆湿热有关系，因此治疗主要是以清肝胆湿热为主。我有一个经验方：蒿芩清胆汤，一般 7～15 天基本就能好了。有人是一劳永逸，能去根，当然有个别人，要是不注意生活中的某些细节，有时候会诱发。但是多数人经过我这个方子的治疗，以后都不容易复发了。

　　有人问能不能配合针灸治疗，其实也有局部针灸、放血疗法。比如说在肝胆经放血，少阳经如关冲穴，或是少商穴和商阳穴，都可以放一下血，以泻上焦之火，也能起到治疗的作用。

西医的治疗就是三联疗法，一个是激素，一个是抗生素，还有一个化痰的，治疗一般是 7～15 天。但是治疗好了，一有什么情况又复发了，会经常反反复复发作，而且次数越来越多，治疗也是越来越难，还容易将来诱发耳聋或者耳鸣这些现象。

生活中，诱发中耳炎的因素特别多，如感冒、发热，平时吃过多的油炸物、辣椒、荤腥发物，那些比较油腻的食物均易诱发；在某一个季节，它也较容易诱发，比如说秋天，容易上火，春天肝木生发，也容易上火；情绪不畅，郁而化火，还有平时常熬夜上火，都是容易诱发中耳炎的因素。

病例：

孩子出现感冒、发烧、咳嗽等症状，家长都会很快发现，能及时用药或就医，一般不会耽误，但是孩子出现脓耳，不少粗心的家长就容易忽视，往往都是孩子有了明显的异常反应，才注意到他不对劲。

小苏宝今年 5 岁，妈妈带他来就诊。妈妈说，小苏宝 3 天前因为游泳时着凉了，当天晚上有点低烧、流鼻涕，因为家里常备了感冒、发烧的药，当时孩子精神也比较好，再加上也确实比较晚，就没有到医院，直接给孩子吃了些风寒感冒颗粒，贴了退烧贴。小苏宝平时体质也比较好，当天晚上出了点汗，睡了一觉，第二天小家伙就又活蹦乱跳了。因为小苏宝看起来也没有别的不舒服，所以白天爷爷奶奶带时，也没注意到孩子有什么异常。昨天晚上，妈妈给小苏宝讲故事，发现他时不时用手指掏耳朵，因为太频繁，妈妈就问他，是不是耳朵不舒服。小苏宝说，耳朵这几天总是痒痒的。妈

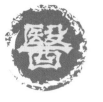
妈用棉签给小苏宝检查了下耳朵，发现棉签上有一些黄色的、黏黏的分泌物。妈妈在网上查了一下相关的症状，怀疑孩子是不是患了中耳炎，所以今天带过来，找我就诊。

　　我检查了小苏宝的咽喉和耳朵，发现他的咽喉红肿，右耳道红肿，耳道内有明显黄色脓样分泌物，将左右两侧的耳朵分别往上提，提到右侧时，小苏宝有明显的疼痛、不适感。我告诉小苏宝妈妈，孩子确实是患了中耳炎，也就是中医所说的"脓耳"。

　　根据小苏宝的情况，我给他开方：

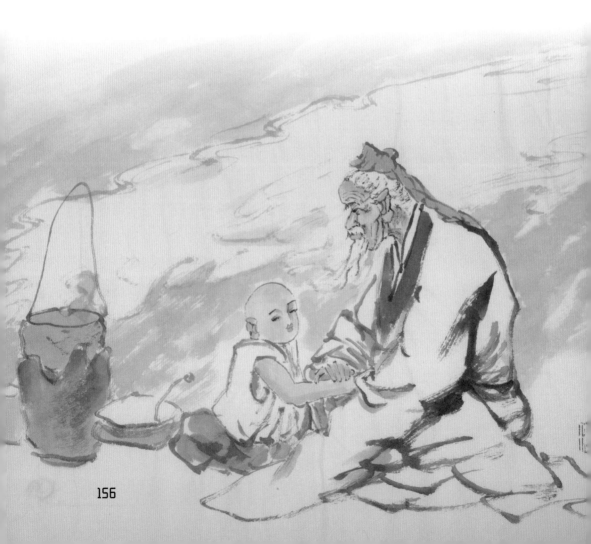

青蒿 10 克，黄芩 10 克，栀子 10 克，竹茹 10 克，陈皮 6 克，半夏（法）6 克，茯苓 10 克，滑石 10 克，甘草 6 克，青黛 6 克（包），3 剂，水煎服。

因为接诊的时候已经接近下午 6:00，加上小苏宝舌红苔黄脉弦数，很明显有热证。我跟小苏宝妈妈说，晚上孩子很有可能会发烧，孩子之前高热退下去，是因为孩子体质好，随着脓耳症状的加重，以及孩子现在的身体情况，今晚发热的概率比较大。所以，处方之外，需要另外再备柴胡 15 克，孩子如果发热，将柴胡加到药里一起煎，煎 2 次，留药汁 100～150 毫升，将药汁分多次给孩子服用，每次 40～50 毫升，喝 3～4 次。如果孩子发热，只要体温不超过 38.5℃，精神尚可，就不用担心。同时，发热的时候，可以用温水打湿毛巾，给孩子擦拭额头、腋下，或者给孩子贴退热贴，帮助孩子降温。后面两剂药早晚饭后半小时以后服用，每次 50 毫升左右，一天 2 次。

3 天后，小苏宝再次前来复诊。妈妈说，当天晚上小苏宝果然就发热了，勉强喂服几次后，后半夜就慢慢退烧了，到今天为止，孩子掏耳朵的频率感觉有所减少，只是偶尔还是会说耳朵痒。根据小苏宝的情况，我在原方的基础上，再次调整了用药：

青蒿 10 克，黄芩 10 克，栀子 6 克，竹茹 10 克，陈皮 6 克，半夏（法）6 克，茯苓 10 克，滑石 10 克，甘草 6 克，青黛 6 克，7 剂，水煎服。

第三次复诊的时候，小苏宝脓耳的情况基本上就已经痊愈了。后续针对他的情况，以疏肝健脾的思路再开了 5 天的用药。

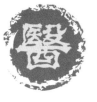

　　小儿出现脓耳的症状，比较多见的是由于外感诱发。之所以说是诱发，是因为脓耳大多数还是由于肝胆湿热的内因造成的。小儿不像成人，多受七情影响，也不会因工作压力大，失眠焦虑，怎么会出现肝胆湿热呢？小儿出现肝胆湿热主要是两方面的原因，一是先天体质的影响：母体体质会影响到孩子的体质，母亲体质湿热重，孕期肝气郁结，或者脾气暴躁，就会导致孩子天生肝胆湿热相对较重，所以有的孩子出生黄疸就比较严重，脾气也会相对较大；二是后天的饮食环境：孩子喜欢吃煎炸类食物，或者偏嗜肉食，也会导致肝胆湿热的情况。先天体质因素或者后天喂养不当，都会导致孩子出现肝胆湿热的体征，如果再复感外邪，身体免疫力下降，就容易触发脓耳的产生。像小苏宝这种情况就是这样，尤其是孩子本身还有游泳的习惯，如果游泳时不小心耳道进水，致使耳道长期处于潮湿的环境，就更容易出现脓耳这种问题。

　　脓耳发病时，除了发热外，耳痛、耳部不适会比较明显，个别患者还伴有腹泻、呕吐甚至脱水等情况。成人不舒服能感知并及时就医表述不适，能跟医生描述周全，所以成人出现脓耳大多能得到及时有效的治疗。儿童出现脓耳时，尤其是婴幼儿，因为不会表述，所以在初起时比较容易耽误。到后期孩子因为耳道疼痛哭闹不安，出现发热、用手抓耳等情况时，往往脓耳就比较严重了，待鼓膜穿孔流脓之后，孩子体温会下降，耳痛会有所缓解，此时如果因为婴幼儿表现有所改善，家长忽视，仍然没有就医及时处理，就可能会引起并发症。因此，在这里也告诫家长，孩子出现发热的症状，尤其是婴幼儿，如果自行在家用药后，虽然退烧，但孩子仍然会有哭闹不安的情况，一定要观察孩子耳道是否有充血或脓性分泌物，应直接就医检查，以免耽误病情，导致并发症或延误为慢性中耳炎。

痔疮

痔疮：又称痔，根据发病部位不同，可以分为内痔、外痔以及混合痔，多见便秘、便血、肛门肿胀、肿物脱出肛外等症状，与直肠下端的血管、黏膜及支持结构发生改变或移位有关，多由脾气亏虚、饮食不节、便秘、久泻久痢、妊娠、久坐负重等原因所致。临床将其分为风伤肠络型、湿热下注型、气血两虚型、脾虚气陷型等4种证型。中医治疗常以中药为主，根据症状，配合中药熏洗、针灸等。

我们都听说过"十人九痔"，痔疮是不是这样多见呢？是的，痔疮确实是一种比较多见的肛肠疾患，临床中我经常会遇到。

痔疮，它主要是直肠的黏膜下和肛管下的静脉丛发生了曲张，如同有些人下肢静脉曲张一样，在发生曲张的腿上，鼓出来就像蚯蚓一样堆成一团，严重的还会更大一点。痔疮是发生在肛门上，也可以叫肛门的静脉曲张。

痔疮的形成，主要有这些原因：久坐、饮食偏嗜，特别是偏嗜辣椒。我因痔疮做过两次手术，那个时候还没从事中医，就做了手术，现在也有点后悔，但是已经晚了。那时候我是因吃辣椒太多，导致便秘，最后诱发痔疮。而且十人九痔，这个九痔都和火毒有关系。孕妇易发痔疮，或有人外受湿气，比如说久坐凉地上，也会引起痔疮。还有一些人因负重，也就是经常背重物需要用力，这时候肛门也会跟着使劲，会将静脉往下压，出现静脉曲张的现象，这些都是导致痔疮的原因。

那什么样的情况定义为痔疮呢？西医分3种类型：内痔、外痔、混合痔。它的现象表现即出血、脱出或便秘。痔疮和便秘常同时出现，有便秘就容易引起痔疮，有痔疮也容易引起便秘。所以有人出血，有人脱出肛外，走路的时候，感觉肛门处像夹了个小尾巴一样，很难受，还有人疼痛，有人出现便秘的现象等。

痔疮怎样治疗呢？有外敷、外洗、内服药，还有一些外治法，我总结了一整套方法。针灸效果也不错，中药主要是在槐花散上加减，如有便秘的，加点生大黄；有出血的，加点地榆；有突出或脱出来的，伴有气虚，也就是气陷，中气往下走，不能升提的，那就用升陷汤，也就是加点党参、大芸、地龙，再加点升麻，效果较好。

还有一个外治法，是用五倍子加白矾，将30克五倍子加水煮10多分钟，把白矾倒进去，让它呈半融化的状态，因为有时候全融化不了。用这个蒸汽来熏肛门，等温度慢慢降下来了，可用手浇水冲洗，待温度再降下来了，可以坐浴。这样的外治法治疗痔疮，效果非常好。因为五倍子和白矾有收涩的作用，可以让它慢慢地收缩回去，让肌肉开始收紧，起到一个治疗的作用。肌肉的拉力、紧致力上来了以后，血液就会挤回去了。如果它的拉力上不去，往下下坠或下陷，这个时候它就越来越大，也很容易破开，磨破了以后就容易造成出血的现象。

以上就是中医治疗的几个方法，有效率能达到90%以上。治疗疗程的话，一般只需要15天左右效果就很好了，有个别人严重一点的，需要1个月左右。

陕西有一个年龄很大的老中医，他治痔疮，不管什么型的，就一个方法：用剪刀把龈交穴上连着的这个系带，剪深一点，剪出血为止。因为它是督脉的终止点，而我们的肛门那个位置是督脉的起始点，所以在终止点放点血，发现起始点自然而然就会好很多。

古代也有一些结扎疗法，就是把这个脱垂物用线绳扎上以后，让它慢慢地枯萎、脱落了，自然而然也就没了，但是这种治疗方法已经过时，不提倡了。西医治疗痔疮就是手术，我也做过手术，开始做的时候因为打了麻药，没有感觉，做完以后，局部会有疼痛，最痛苦的是要大便的时候，到底是便还是不便？便的话，撑着那个伤口疼痛难忍；不便的话，憋得又很难受。需要3~7天，这是很受罪的。

生活中，有一些人会买马应龙痔疮栓或一些软膏类的药外用，因为里边有冰片、麝香，偏凉，它凉一点的时候，就感觉特别舒服，且里面也有一些具有枯萎、收涩的药物，能起到一部分作用。症状轻微一点的，用一段时间就好了，严重一点的则不好治。

平时除了治疗，还得要注意一些事项，假如你吃着辣椒治疗痔疮，那肯定是不管用。除了饮食方面，也要注意不要搬重物，在治疗的过程中，气虚的时候要调一下气虚。气虚的人用力过大也会引起肛门曲张。孕妇患上痔疮，只能等生产完了再治疗，调一下中气和气血，气足了，自然而然它就不下垂了。生活中，我们还得要注意，不要久坐湿地、凉地。很多人到户外玩，就喜欢席地而坐，或者坐在石头上，这些地方都有点偏凉。避免一些不利因素，才能更好地预防痔疮的发生。

病例1：

小张是一个年轻小伙子，今年28岁，他陪女友来诊时，顺便说起自己痔疮的情况，问需不需要治疗。问诊得知，小张是明显的外痔，已经有好几年了，通常饮食不注意就会明显有肛门胀痛、疼痛且有异物感，饮食稍微注意些，症状就不是很明显，所以他一直也没有当回事。最近，因为连续一段时间便秘比较严重，再加上最

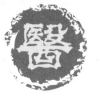
近应酬多，饮食也不太注意，不仅出现肛门胀痛、有异物感，还有出现便血的情况，所以顺便问问，看是否需要治疗。

小张舌红，苔黄腻，脉滑数，他的情况是明显的血热内燥，湿热内蕴型痔疮，跟他的生活作息不规律，喜食刺激辛辣食物，以及应酬喝酒比较多有关，遂用药：

槐花 15 克，荆芥 12 克，枳壳 10 克，侧柏叶 10 克，生大黄（后下）6 克，5 剂，水煎服。

同时，点刺龈交穴处的白点，让其少量出血。另外，因为他的外痔比较严重，所以还另开了五倍子 150 克，交代其分 5 次水煎外洗，如果家里方便，可以坐浴。

成人痔疮的形成原因主要有 3 点，多和生活习惯不好有关：从人体结构的角度来看，肛门位于人体下部，这个位置本来就容易受到重力的影响，出现血液淤积，时间久了，肛门直肠部位的痔静脉血管曲张就容易增生形成痔疮；饮食作息不规律，辛辣刺激性饮食，容易刺激肠胃，出现排便异常，而排便异常，如便秘、腹泻等，都会引起肛周痔静脉的曲张，导致痔疮发作；久坐、久站、蹲便时间过长，负重等，也容易导致直肠静脉的回流障碍，引起肛周痔静脉的曲张，导致痔疮发作。除了以上这些原因容易出现痔疮外，妊娠怀孕的时候血气不畅，子宫增大，静脉回流受阻，直肠下段静脉的淤血也可以导致痔疮。

知道导致痔疮的原因，也就知道了如何避免出现痔疮，所以，我交代小张，除了用药治疗之外，还需要他的配合，才能治疗他现在的问题。首先，合理饮食：忌酒，多喝水，饮食清淡；适当增加食物中粗粮、蔬菜等粗纤维丰富的食物，这些可以帮助缓解便秘症

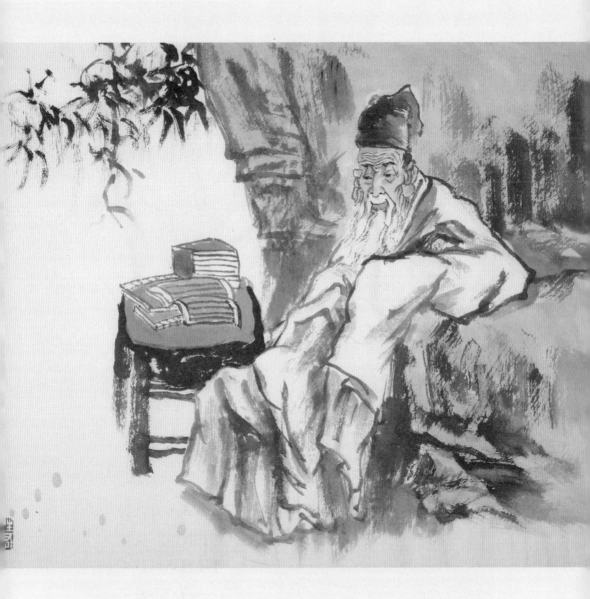

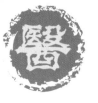
状。其次，适当活动，避免久坐久站：慢跑、打球等有氧运动，可以促进肠胃蠕动，缓解便秘，防止痔疮病情加重；每坐 1 小时左右站起来活动 5~10 分钟，站立太久就伸展四肢，促进血液循环，减轻重力对肛周的压力。最后，避免排便用力、蹲便时间太长：用力排便时，腹压增高，容易加重痔疮，甚至导致痔核脱出，如果排不出，可以稍晚再次尝试，切忌蹲便时刷手机，以免蹲便的时间太长。

病例 2：

临床中，除了成人容易出现痔疮外，也有小孩出现痔疮的，小孩的痔疮大多与脾虚有关。同学家的女儿才 4 岁，肛周有一坨明显的脱垂物，据同学说，孩子从小就容易便秘，夫妻俩因为孩子排便困难的事去过好几次医院，医生经常给孩子开一些益生菌或者开塞露，用的时候好一些，一停又回到原样，这段时间不知道为什么，用益生菌和开塞露也没什么用。孩子因为排便困难都不怎么敢吃

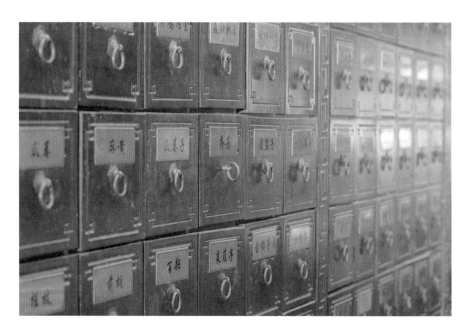

饭，跟妈妈说"吃多了拉屎好难受"，这次，肛门出现脱垂物已经有一段时间了，孩子在家里经常趴在床上撅着屁股说屁股疼，家里老人建议他们看中医，他们想起我，打电话问我有没有什么好方法。问了一下孩子的大概情况后，我建议他们去买一些补中益气丸，每次拿 20～30 丸，煮水给孩子喝。同时，要让孩子多喝水，每天 1500 毫升左右，吃流质、易消化的食物，多吃蔬菜，缓解孩子的便秘情况，再买一些五倍子，每次 20～30 克煮水，让孩子坐浴。另外特意交代他，这段时间，不要给孩子吃水果。

同学问我，为什么不能吃水果，他们之前因为孩子便秘，经常给孩子买水果，希望多吃水果，缓解便秘。我问他，孩子吃了那么多水果，便秘有解决吗？他们说，刚开始是有用的，尤其是吃香蕉、火龙果这两种水果，后来好像也不起作用了。我告诉他，孩子之所以出现便秘，主要是因为脾虚，脾虚气不足，所以大肠蠕动能力差，就容易出现便秘。河里的船想要行走，除了河道要有水之外，还需要有人划或者有风，或者顺着水流才能动，也就是要有动力推动它，船才能在水里划动。肠道里大便也是一样，为什么医生都建议要多喝水，多吃蔬菜，因为这些东西补充到人体内，肠道里的津液才充足，大便才会软。除了要补充肠道里的津液外，还需要有动力才能推动大便顺畅地排出，动力是什么？是胃肠的蠕动力，也是我们中医里说的气。气来自哪呢？中医说，脾为气血生化之源，脾虚所以气就不够。为什么会脾虚？小孩子除了先天脏腑发育不全，容易出现脾虚之外，还有一方面，就是因为生冷伤脾，所以，我是不建议孩子吃太多水果的。

根据孩子爸爸的反馈，大概 1 周后，孩子的脱垂物就明显收上去了，继续喝了一段时间的补中益气丸煮水后，孩子的便秘有了明

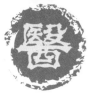
显好转。我一直交代他，小孩子的痔疮，一定是养比治疗更重要，除了养成孩子不挑食、不偏食，多食蔬菜多喝水的习惯外，家长还要帮助孩子养成良好的排便习惯，最好每天都能定时排便，不要长时间坐在便盆上玩耍，如果出现便秘，一定及时反馈治疗，不要拖太久。

痔疮比较多见，所以也容易让人忽视，但是，有的时候，便秘、便血这些问题，可能并不是单单因为痔疮的原因。在这里也提醒大家，如果长时间出现便秘、便血这种情况，一定尽早就医，如果只是痔疮，我们从生活习惯上慢慢调理也能改善，如果是其他的问题，也能早发现，早治疗。

肠痈（阑尾炎）

肠痈：古人把"大肠痈"和"小肠痈"统称为"肠痈"。多由湿热、气滞、血瘀等留驻肠中，气血郁阻所致。大肠痈相当于急性阑尾炎，以右下腹急痛，有明显的压痛或反跳痛，并可有寒热、自汗、恶心等症状。部分患者因右下腹剧痛，右腿屈曲，难以伸直，故又名"缩脚肠痈"；局部溃脓穿破，形成包块，则腹痛增剧，腹皮挛急，伴有高热，脉洪大而数，右下腹能摸到包块，是为阑尾脓肿，如向外溃破，可引起腹膜炎。小肠痈常见少腹拘急，脐下关元穴附近胀痛，拒按，小便涩滞或频数短赤。部分患者可见左下肢屈曲，直伸则小腹部疼痛加重，并有寒热、自汗等症状，临床较大肠痈为少见。临床好发于青壮年，男性多于女性。

肠痈，西医称为阑尾炎或者叫盲肠炎。它是怎么形成的呢？最常见的就是火毒型、湿毒型的表现。起病的原因主要还是和吃一些肥甘厚味、辛辣之物有关，或者是熬夜、积食了，引起了火毒内盛、湿毒内蕴，慢慢壅结在肠道上而引起肠痈的出现。

肠痈有什么样的表现呢？有的人容易把它诊断错误，肠痈定位的是右髂前上棘与脐连线的中外 1/3 处。但是有的人不一定是这个位置痛，有的人是满腹疼痛，有的人是胃痛，而且每个人的表现形式不一样，还有的人表现是走路的时候，感觉腿酸软，特别没劲，有的人表现是肾结石，肾结石掉在输尿管，也会放射到右下腹前壁的疼痛。所以鉴别的时候需要触诊。让患者平躺着，按上去有反跳痛，或者是按上去，阑尾点上有痛点，这时候可以确诊为阑尾炎。

假如叩击后腰部，随着叩击有点痛，或者是有点坠痛的感觉，那就要排除肾结石。如果是女性的话，还一定要排除宫外孕。宫外孕也是在这个位置，有的人不一定表现疼痛。如表现疼痛，则一定要询问她们的月经史，问一下月经的情况，还要做一些必要的辅助检查。比如人绒毛膜促性腺激素的检查（HCG 检查），或者是验一下尿妊娠试纸，就是为了区别和鉴别这个疼痛。

我当年看诊过一个病例，一位大概 35 岁的女性，她当时也是腹部疼痛。我也触诊了，按压上去，有疼痛，反跳痛也有。我询问了月经情况，她说大概是在十几天前来过，来了一点点，不多，而且只有两三天就结束了。然后我给她做了一些治疗，包括针灸治疗，当时就缓解了很多，又配合开了点中药，并嘱咐她要是有疼痛不适，马上过来找我。

第二天，诊室刚开门，我一见着她，发现她脸色苍白，这个时候，我已经确定她是宫外孕了，她还有点诧异，有点不相信的样子。我说："你别走了，就待在这。"然后打了 120，救护车马上就过

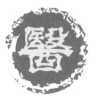
来，把她接到医院去了。当时我询问了月经情况，就是没有让她去做 HCG 的检查，月经只是个假象；而且宫外孕出现这种现象，它已经破了，这是个真相，而且反跳痛也有。所以这个和阑尾炎一定要仔细鉴别。

"痈疽原是火中生，经络阻塞气血凝，热胜则肉腐，肉腐则为脓。"证明它和火毒是有关系的。因此问诊时一定要问清楚病因、病史，看有没有喝酒，有没有常吃油炸食物、辣椒等情况，这是最关键的。

治疗肠痈，不管是化脓型的，还是初起的，我们中医保守治疗效果都较好，而且很难再发作。主方就是老祖宗的一个方子：大黄牡丹皮汤。在这个方子的基础上，我也领悟出来一个发展方向：大黄牡丹皮汤加上 30 克败酱草，治疗效果更快。我们治疗肠痈，也就是阑尾炎，一般只需要 3~7 天，基本治疗完了很难发作。有个别人可能还会发作一两次，但是再发作，可以再治疗，基本以后都不容易发作了，这样就叫"一劳永逸"。

西医治疗的话，一般就是通过手术方法，把它切掉。但是有的人容易有一些并发症出现，比如说造成感染；肠系膜、腹膜容易造成粘连；或者腹腔的腹膜容易造成感染；照顾不好，容易出现一些后遗症，也就是右下腹有时或出现一些疼痛的现象。在临床中，如果情况允许，能不手术就尽量不要手术，保守治疗，既不痛苦也无后遗症，是较好的方法。

病例：

曾先生 29 岁，来诊时精神很差，是由家人搀扶着过来的。曾先生体温正常，右腿酸软无力，腹部按诊时，右下腹压痛和反跳痛明显，小便黄而不畅，大便干结，且3日未解，体型偏胖，舌淡红，苔薄白，脉滑数。自述由于腹痛一夜未眠，输液后仍然疼痛，医院要求曾先生立即手术。因为曾先生这一周还有重要的事需要出差2天，因此抱着试试看的想法来看中医，希望能临时缓解一下症状。

结合曾先生的整体情况，我初步诊断为湿热瘀滞型肠痈（化脓性阑尾炎），遂给他用药：

生大黄6克（后下），牡丹皮12克，冬瓜子10克，芒硝10克（后下），败酱草30克。1剂。

因为曾先生疼痛得厉害，所以在开药后，予以针灸，以期缓解疼痛。曾先生因为一夜未眠，针灸疼痛有所缓解后，在针灸室小憩一阵。待其回家时，我父代：今天回家后立即煎药用药，到晚上如果有腹泻，3~5次都属于正常，只要没有因为腹泻导致乏力、脱水等情况，都不用担心。今天用药后腹痛如果有所缓解，明天继续来诊，如果用药后，到晚上仍然腹部疼痛难忍，甚至疼痛有加剧，必须立即到医院手术。

第二天，曾先生一大早就过来复诊，自述昨晚用药后排便5次，刚开始大便黑色伴恶臭，后面颜色变浅，直至最后一次，已经明显是黄色偏稀。自我感觉排便后，疼痛有明显缓解，虽然右下腹按压时仍有微痛感。据曾先生描述，这一年来他经常胃痛、腹痛，但都不是很剧烈的疼痛，一般休息一会儿能明显缓解，所以也没有太注意。前天下班和同事约着一起打篮球，没打一会儿，就突然腹痛起来，刚开始以为和以前一样，忍忍就会好，结果回家后，疼痛还隐隐加重，晚上10:00多到附近医院输液，本以为能好转，结果没想到仍然疼痛难忍，打电话问医生，医生建议到医院手术，还好过来

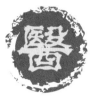

吃中药，不然还会耽误出差的事。

我问曾先生平时的饮食习惯。曾先生表示，这两年因为工作压力大，应酬多，所以饮食上确实不是很规律，经常饥一顿饱一顿的；种类上，因为自己的个人喜好，平时偏肉食较多，素食较少；而且，应酬时喝酒也比较多。我告诉曾先生，他之所以一直隐隐有胃痛、腹痛的情况，主要的原因就是饮食问题。长期的不良习惯，以致胃肠道功能失调，所以一直有隐隐的胃痛和腹痛，这也是这次出现肠痛的基础条件。为什么在运动后突然发作得比较严重，是因为没有准备的剧烈运动，容易导致体内气机不畅。原本肠道内因为长期的不良习惯就有大肠积热的情况，再加上突然的气机不畅，导致肠道内出现气滞，浊气和之前积滞的热气壅结在肠道内，一时之间，身体没有办法很好地代谢和调节，就出现了急性肠痛的情况。

这次是运气比较好，虽然腹痛严重，但是还没有到化脓穿孔的程度，如果到了这种比较严重的程度，就必须手术了。同时，根据曾先生当下的情况，建议他原方再服用 2 剂。

待曾先生再复诊时，我又在处方上进行了调整，开方：

败酱草 20 克，蒲公英 15 克，鸡血藤 20 克，川楝子 10 克，冬瓜子 30 克，柴胡 10 克，赤芍 10 克，甘草 6 克，薏苡仁 20 克，金银花 15 克，5 剂，水煎服。

同时交代，如果不想症状越来越严重，不想手术，接下来至少半个月，要好好养养肠胃，饮食尽量清淡一些，一定不要喝酒。另外，以曾先生当前的情况，建议出差归来后，继续调养一段时间，把胃肠好好调整一下。

暴饮暴食，饮酒过多，过食辛辣、肥甘厚味等滋腻不易消化食物，都会导致肠胃积热，出现腹痛；过食生冷食物，以致阴寒在体内凝滞，气机不畅，也容易引起腹痛。这些不良的饮食习惯，都会导致胃肠道功能失调，以致机体运化、代谢不畅，出现气机阻滞，经脉瘀阻。早期可能只是偶感腹痛，休息一下就能缓解，并不是很严重，但是长期的胃肠道运化失司，就会加剧肠道问题，导致肠痈的出现。如果就诊及时还好，不用手术；如果就诊不及时，或者症状发展太快，出现化脓穿孔，就必须手术切除。可是，手术切除了以后呢？我们不能哪里出现问题就切哪里，这始终是治标不治本的方法。

知道了疾病的产生，要预防以后的再次发作，就要从根本上调整生活习惯。首先，三餐规律有节制，不能暴饮暴食；食物上尽量荤素搭配，避免太过滋腻；少喝酒，不要积食，不能过食生冷以及刺激性饮料，要知道，暴饮暴食以及饮食过于偏嗜，即使不出现胃肠道积热，引起腹痛，也容易损伤胃气，时间久了，引起胃扩张，横膈升高，还增加了心脏负担，诱发其他相关疾病；少食偏温性的一些食品，比如说水果类的榴梿、杧果、荔枝等，还有一些温热的药材，尽量不要单独去吃，吃了容易诱发肠痈的出现，毕竟它和火毒有关系，火毒禁忌的就是这些肥甘厚味，也就是热量高的、热性大的食品。

其次，适当活动。气机不畅，除了忧思抑郁外，跟长期运动太少、久坐不动也是有关系的。适当的活动，尤其是慢跑、游泳等有氧运动，除了能提高身体代谢、增强免疫力外，还能在活动中带动脏腑、大部分的肌肉群做规律的活动，让身体气机畅达。所以，长期心情抑郁、工作压力大的人，也建议适当运动，通过运动的方式，不仅能改善体质，还能改善心情。

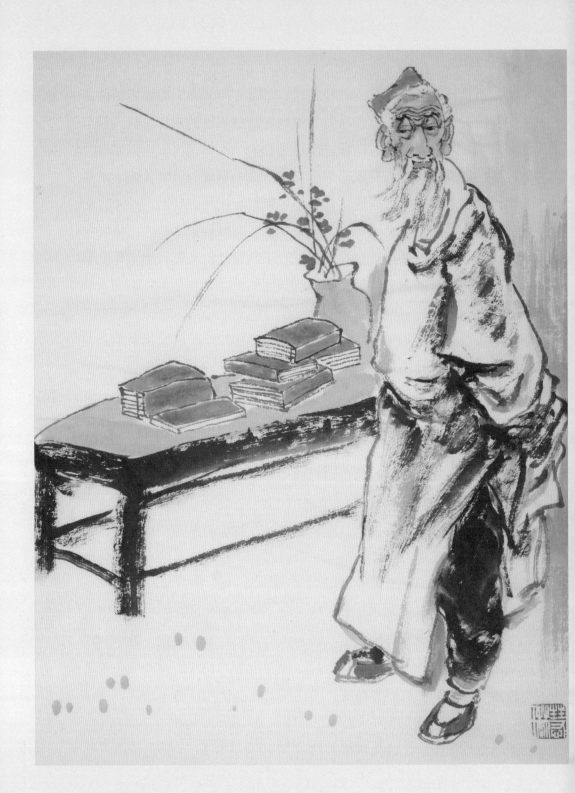

第三章

妇儿的常见疾病

小儿从出生到成年，处于不断生长发育的过程中，无论在形体、生理、病理等方面，都和成人不同，年龄越小越显著。因此，历代儿科医家论述很多，归纳其生理特点，主要表现为脏腑娇嫩，行气未充，生机勃勃，发育迅速。病理特点主要表现为发病容易，传播迅速，脏器清灵，易趋康复。掌握小儿生活中健康保育和疾病诊断、防治，具有极其重要的意义。

女性疾病的病因除了寒、热、湿邪以外，往往由于生活上饮食不节、劳逸失常、房劳多产等影响脏腑、血气、冲任的正常功能，而导致妇产科病。

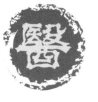

第一节

小儿疾病的认识

◈ 小儿的体质是什么（纯阳体质，脏腑娇嫩，行气未充，成而未全，全而未壮）

◈ 小儿有寒冷不能自调的特点

了解小儿疾病前，我们先来了解小儿的生理特点，宋代儿科名医钱乙总结小儿：五脏六腑成而未全，全而未壮，脏腑柔弱，易虚易实，易寒易热。由此可见，小儿五脏六腑还未发育完全，或者发育完全了也不强壮，这特殊的生理特征使得其机体抵抗疾病的能力不强，因此，他们比成人更容易患病。例如，儿童脾胃功能差，饮食又不知节制，就容易患消化不良、呕吐、腹泻、厌食、积滞、疳证等疾病。小儿肺脏娇嫩，抗病能力不强，还容易患感冒、咳嗽、哮喘、肺炎和水痘、痄腮、百日咳等传染病。

了解了小儿的生理特征，我们再来看看小儿的特殊体质。其体质特点是什么呢？其中最常见的就是纯阳体质，做母亲的，有没有经常给小孩盖被子？有没有经常听一些母亲说：我们家孩子经常蹬被子，我们家孩子经常会出汗，这都是纯阳体质的表现。

我国北方有一句话：傻小子睡凉炕，全凭火力壮。这是什么意思呢？就是在北方，冬天气温常常是零下 20 多度，睡觉都要有炕，要烧柴火把炕烧热来取暖，抵御外寒。但是年轻的壮小子，可以在这个冰冷的炕上睡觉，不用烧，而且不生病，也就是说小孩这个时候的纯阳体质可以抵御寒冷和一些疾病。

比如我们 80 后，现在 40 岁左右的年龄，吃冰的、油炸的，或者吃一些热气、辣的食物，感觉有点受不了。但是回想一下十几岁的时候，冰激凌我们没少吃，并没有特别难受。因为那个时候我们是纯阳体质，阳气比较旺盛。

但是阳气随着年龄的增长，会越来越少，当阳气开始不足，抵御外寒能力就会逐渐下降。我们发现同样在夏季的时候，老人家穿的衣服就比年轻人多很多。从这些生活中的现象，就可以对比出来。很多人说："我们家小孩就喜欢吹空调，把空调打开他还在出汗，而且很凉的东西他也不怕。"他相对我们成人还是比较热，这就叫纯阳体质。

当然，纯阳体质也容易奠定一些疾病的基础，比如说，他晚上因热蹬掉被子了，如果门窗打开，上半夜感觉很舒服，但下半夜变冷的时候孩子就容易感冒。纯阳体质抵抗力很强，但是如果外因没有注意好，没有防护好，就很容易生病。因为小孩有一个特点：寒冷不能自调，他热了可以蹬被子，但是冷了却不会自己盖；他热了可以把外边的衣服脱掉，但是冷了他不知道加衣服，这也是小孩的特点。

伴随着小儿的纯阳体质，很容易出现一些热的现象，比如他会

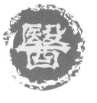

很喜欢吃一些寒凉的东西，喜欢把水、食物或者水果放在冰箱里冷藏后再拿出来吃，这是为了抵御他纯阳体质带来的一些心烦气躁、热度比较高、容易出汗等。但其实这些行为对身体的害处特别大。

父母给的体质、给的能量是有数的。有人给的能量多一点，他能持续到七八十岁。我还见过 70 岁的大爷喜欢吃冰激凌的，他们家相对体质就比较强。但是也有的人，父母给的阳气不多，到 30 岁以后，就不敢吃这些凉的东西了。比如我自己，父母给的阳气还是蛮多的，但是我在十几岁的时候，特别喜欢吃冰的，吃了很多冰的食物，那就要用我们身体的阳气来对抗，你的热量和能量提前消耗了很多，这样的话，就让你提前进入一个衰减的状态、怕冷的状态，抵御外寒能力减弱的状态。

所以大家要明白，小孩的纯阳体质一定要利用好和保护好。利用不好，他就容易受凉、受冷，容易反反复复感冒。利用好了，它可以抵御外寒，还可以为我们的长寿增添一份能量。

虽然小儿因为特殊的体质容易生病，但是，儿童生机旺盛，机体反应灵敏，修复能力强，病因多比较单纯。因此，在患病之后，只要能得到及时、恰当的护理和治疗，他们的病情好转起来也比成人快，容易恢复健康。

小儿常见病

小儿发热

小儿发热：是指身体超过正常生理体温的异常表现。

小儿发热，它形成的原因有很多，常见的是外感发热，还有积食发热、其他的虚劳而引起发热等。我要教大家的是，如何去鉴别这几种发热。外感发热，一般是受了凉，或者是吃了油炸的、热气的食物而导致的发热。它有风寒，有风热，也有因为受到外界的因素，比如说疫疠之气，现在叫病毒，现在的"新冠"或者是之前的"非典"，这都属于疫疠之气，也容易引起发热。积食发热的话，就是头一天吃了很多大鱼大肉、荤腥发物等而引起的发热。

在临床中，怎样处理是关键。很多妈妈，一见到小孩发热就慌乱了，害怕得手无足措，不知道该怎么办。其实只要小孩保持一个状态就不用担心了：头要凉，身要温，脚要热。为什么呢？我从物理知识上来给大家解释，为什么头要凉？因为如果热了，血管就会膨胀，膨胀就会充血，充血就会压迫脑细胞，人就容易缺氧，就容易抽筋。如果脚热的话，外周血管就会扩张，血液往下边去了，那上面的压力就会减轻，这样小孩的头也就不容易烧坏。

因为火热永远是往上走的，人的最上边是头部，因此要给头部降温，让头保持凉爽。一般在临床中，可以将退热贴、冰袋或是湿毛巾敷在前额上。很多人却是放在脑后边枕着，这是不对的。因为在前额有一个类似于松果体的东西，还有一根对热量进行调解的神经。在古医家的时候，对这个位置是很重视的，所以一般还是敷在前额这个部位比较好。

如果你用冰袋敷在后脑勺部位的话，会造成血液不循环，它麻痹后容易造成供血不足、小脑部缺氧，因为后脑部是往上供血的，是脑部血液循环的一个部位。所以家长们尽量不要往脑后去敷，还有人往颈部敷，这些都是不对的。

如何保持体温呢？可以用温水给他泡个澡。因为用温水泡澡的

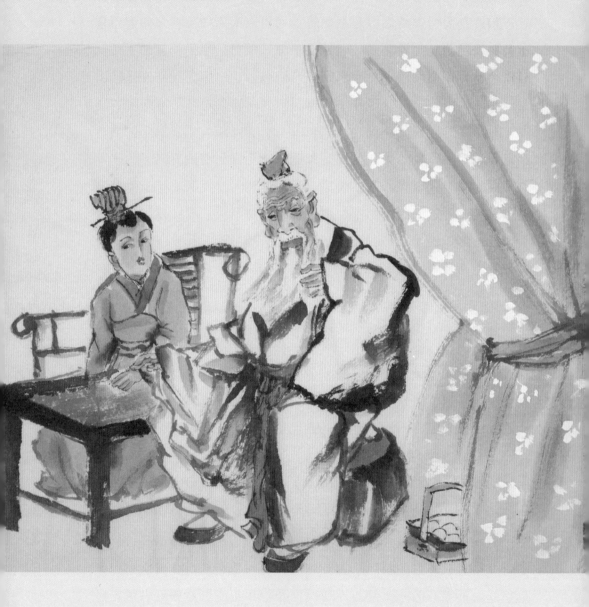

话，外周血管都膨胀开了，血液就往四周走了，这样脑部的压力也会减轻。否则火热往上走，脑部血管膨胀，压迫脑神经，或者压迫脑细胞，就容易出现问题。

脚要热，可以用比温水热一点点的水去泡泡脚，或者用热毛巾敷一敷，使脚保持热的状态，这样能使血液循环变好，对小孩心脏的负担和脑部的压力就可以减轻很多，也有散热的作用。

如果发烧的人，他是四肢发凉，越凉血管越热胀冷缩，血管越容易痉挛和收缩，收缩得越紧，血脉的循环越不好。这样的话，外周血液都回心脏了，所以发烧的人，都有心慌的现象，心脏工作的频率就加快了，可是因为外周还是一个冰冷的状态。所以它就要找近端去压，压在头部上，头部的血液就充血，容易压迫你的脑神经，甚至容易造成抽风、抽筋的一些现象。

所以，发烧的人如果摸着手脚发热，我们可以不用管他，因为一般来说，他是不容易抽筋的，这是一个概率的问题。假如有的人摸上去手脚冰凉，则一定要小心，这个人可能特别容易抽筋和发起高烧来。这时候，我们还要舒缓他的情绪。

那么，发热的时候需要吃退烧药吗？一般体温多少度时需要吃退烧药呢？又该怎么样去退烧呢？其实在临床看诊的过程中，一般在 38.5℃ 以下我是不建议吃任何退烧药的。当然除了你用中药来对症治疗，比如有风寒治疗风寒，有积食就健胃消食，对症治疗是没问题的，退烧药之类的可以不吃，对头部采用一些物理降温就行。

物理降温的话，除了敷退热贴，其实还可以在腋窝部或背部擦一些酒精。因为酒精要挥发，要吸收很多热量，有助于退烧。额头上也可以擦一些酒精，它也可以吸收热量来蒸发。这样表皮就会变得凉爽一点，同时也起到退热的作用。

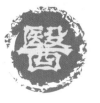
体温达到39℃以上就要注意了。家长们随时都要观察着，一般能坚持三四个小时就可以。如果坚持不了，有的人抽筋了，就掐住人中不放，可以缓解。有很多小孩一烧到39℃，手舞足蹈的，然后妈妈就慌神了，马上开始给他吃退烧药，在我看来，其实刚烧到那个温度也无须紧张，就像弹力球一样，你越压它，它弹得越高，所以不建议过早地去吃退烧药。

咱们老百姓都知道，退烧药吃得越少越好，吃得越晚越好。所以可以让小孩坚持两三个小时，不要担心他会烧坏。能烧坏的话，一般都是体温达到40℃左右，或者是有脑炎病史的人。就普通感冒的话，一般并不会烧坏小孩。

我知道曾经有一个小孩，他感冒发烧刚到38℃的时候，人就已经到医院了。在医院里一直打吊针，又吃了退烧药，但是没过多久，38℃多一点，人就昏迷了。那不是高烧引起的，后来再去进一步复查，他患了脑炎。在临床中，我也见过41℃烧了7天的，我当时建议家长去找西医看一下，中西医配合治疗。但这个患者一直找我看，治疗了将近有7天，慢慢烧退下去了，小孩也恢复正常了。当时高烧抱着的时候，小孩一点劲儿都没有，也没有精神，状态一点都不好。

所以说，家长们无须慌张，最主要的是，家长们要掌握好方法，让小孩能够产生抗体。我们尽量在39℃多一点的时候，徘徊一会儿，坚持一会儿，随时观察着。我家小孩高烧39.5℃以上的时候，我就把退烧药放在一边，准备着。然后看着他，数着时间，能多坚持一会儿，就多坚持一会儿。因为发烧到一定程度，身体就会产生抗体，对机能有最大的调动作用。我们何不在这个时候，让他产生抗体和免疫性呢？

所以我们一定要给他这个机会，不要过早地把退烧药服下去，这是我的一个观点。在 39.5 ℃左右的时候，可以把药放在旁边，随时保持警惕。但是当你坚持三四个小时，还没有退下来，这个时候就要配合吃点西药了，因为高烧的时间不要太长。太长了，对脑细胞多多少少有一些损伤。

在临床中，我有一个对各种发烧都有效果的偏方，在这里告诉大家。准备水蛭（干的也行，新鲜的更好），还有地龙，也就是蚯蚓（可以去挖点新鲜的，没有可用干的），燕子泥，就是燕子垒的窝的那个泥巴，还有鸡蛋清。方法是：将地龙和水蛭打成粉，然后用鸡蛋清和燕子泥拌匀，敷在前额部位。不管哪种发烧，用这个效果都特别好。大家不妨去试一下，操作简单又方便。

用西药退烧，有很多人怕有一些副作用。用中药的话，又不知道辨证，又想要退烧，应该怎么做呢？这个时候，就可以在家应用这个偏方。家长们可以先在家备好这些材料，鸡蛋不用说，燕窝的泥巴也是好找的，水蛭和地龙，平时可以去医院里打点粉备在家里。这样对小孩是有好处的，最起码有个喘息的机会，然后再去医院找医生，让医生判定原因后对症治疗。一般这样只需要 1~2 天，基本烧就退下去了。

小儿消化不良

厌食（小儿消化不良）：是指小儿较长时期见食不贪，食欲不振，甚则拒食的一种常见病症。

小儿消化不良，中医叫疳积，在我们临床中，真是越来越普遍，

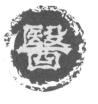
越来越多见。这是现在年轻妈妈担心小孩患上的一种疾病，而且也是容易被误解和误导的疾病。其实小孩消化不良主要还是因为脾胃的功能，也就是脾胃虚弱所导致，中医将之分为3种：是因为脾胃虚弱而引起、脾虚积食而引起，或者是气血不足而引起的。这些归在一起，病位都是在脾胃上。我们也知道，小孩脾胃功能常是不足的，在古代就总结出了一个规律，小孩"脏腑娇嫩，形气未充，成而未全，全而未壮"。就是说，小孩的脏腑功能形成了但不健全，健全了但不够强壮，如果此时再出现一些外在因素，更容易导致他脾胃虚弱而出现疾病。

小儿消化不良有什么症状表现呢？排在第一位的就是厌食，有的小儿吃了想吐，有的小孩吃得很少，还有些小孩甚至不吃。其他的症状也有很多，我临床总结出来的症状有大便出头硬，睡觉翻来覆去，流口水，磨牙、咬手指头，晚上出虚汗，偶尔腹痛等。

偶尔腹痛的话，西医诊断叫肠系膜淋巴结肿大，或者是肠系膜淋巴结发炎，中医认为是积食而引起的。比如有的人可能是光脚着地，有的人可能是肚脐受凉了，或是积食了，吃了偏嗜的东西，比如吃了冰的、辣的，暴饮暴食，均会导致消化不良，从而带来腹痛。

较小的小儿半夜哭闹，或者这一天晚上翻来覆去，睡觉时满床换位、转动，这些都是他有睡眠的问题。睡觉不安，翻来覆去，我们中医用一句话来形容叫"胃不和则卧不安"，认为是消化不良导致肠胃不适所引起的。还有流口水、磨牙、咬手指头，为什么会磨牙呢？我记得在上大学的时候，老师讲的第一堂课，就说人咀嚼有促进消化液分泌的作用。牛羊到晚上会回食咀嚼，它们通过这种方式将没有消化完全的食物进行再次消化，小孩出现磨牙是一样的道理，这是他们在通过这种方式促进人体分泌唾液和消化液，帮助他们消化体内的食物。因此，当小孩进食过多，胃不能充分消化食物时，晚上就会磨牙。小儿出现流口水则是因为，脾主涎，脾胃具有运化水湿的作用。当饮食不当，造成脾胃失调时，这种运化的功能就会减弱，人体内的水湿没有办法通过脾胃的运化得到合理的利用，就会以口水的形式排出人体。

大便出头硬，即大便开头的时候拉不出来，后边却并不干。有很多人以为这是便秘，其实不是，这也是消化不良带来的脾虚症状。晚上出虚汗，有很多人认为这是盗汗，属于阴虚。其实则不然，脾胃不好的人，他气虚固摄不住，汗液就容易外泄。

除了以上症状，还有一些小儿会发展到极端的症状，比如说疳。这个时候会影响到气血不足、气血亏虚了。中医有句话"脾胃为后天之本，气血生化之源"。气血不足，免疫力下降，所以我们发现它还有一个症状，就是容易出现过敏，还有人容易缺微量元素。

在生活中，我也会问一些妈妈："你们平时去医院，医生给孩子诊断的是什么？"她说："缺钙、铁、锌。"我说："平时食物里，或水，或者我们吃的蔬菜里，这些微量元素都是超量的，为啥还缺呢？"妈妈们说："那当然是吸收不好了。"我就问她们："那你们是要促进吸收功能，还是直接补充这些元素呢？"那些妈妈说："当然是促进吸收功能了。"

大家都明白，有一句话叫"授人以鱼，不如授人以渔"。你直接补缺乏的元素，当时管点用，过后又会缺。不如调整这个功能，让它强壮起来，自己去干活，去吸收，去转化。不管贫血还是微量元素缺乏，都是和消化有关系，和脾胃功能弱有关系，只要你把脾胃功能强壮起来，这些就不会缺了，也不会发生贫血了。

对于贫血和消化不良，家长们不要不以为然，认为孩子大点就

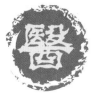

好了。贫血太过，供能供不上来，是不是就容易转化成血液病呢？是的！因为中医说脾胃为后天之本，气血生化之源。西医说骨髓是造血的，不吃饭好好吸收营养，骨髓能造血吗？肯定不行！我们只有好好吸收食物转化成气血，把脾胃功能强壮起来，自然而然就没有疾病出现了。

所以，消化不良会带来这些症状表现，要与平时生活中出现的现象，比如脾胃虚弱带来的出汗和盗汗、自汗加以鉴别，弄清楚原因才能对症治疗。

在治疗上，中医主要是以健脾为主，比如婴儿健脾散、健脾丸、枳实导滞丸、健胃消食丸，根据症状来给他加减调理。常用的药物主要是以焦三仙来加减的。

中医还有一个外治法，是最常见的：刺四缝穴。将四缝穴用针刺一下，挤出来黄色的水，我发现这个效果是立竿见影的。记得十年前看诊过一个小孩，他哭得流鼻涕，也不吃东西，发结如穗、头发干枯、脸色发黄、腹大消瘦、口干渴，疳积的症状特别明显。他妈妈告诉我，他已经差不多有一两年不吃东西了。当然这肯定是夸张的说法，但确实是一天就吃一点点。然后我给他扎了一下四缝穴，下午他妈就拎一箱水果过来了，她说："医生，我们家孩子回家就抱着个大油条在那儿吃。"我说："你这又不对了，怎么能给他吃这些东西呢？"他妈妈说他，回去就哭闹，就想要吃东西了，这说明这个方法效果确实好。

还有一个就是挑治疗法，在鱼际穴上，用小刀切开以后，将里边白色的东西挑断——挑筋，也叫挑筋疗法，这个效果也不错。但是这个方法比较暴力，所以对小孩子我多半还是以刺四缝穴为主。

如果因为感冒带来的小儿消化不良，到感冒后期，要强健脾胃功能。因为吃了抗生素而导致的消化不良，也是要用一些健脾胃的药，只有让脾胃强壮起来，他才能恢复完好。

有很多孩子妈妈问我："不调脾胃行不行啊？"有的人确实能自己调到正常水平，有的人就比正常人弱，即使到成人的时候，也会一直比正常人弱。所以有很多成年人有疑惑说："他怎么脾胃功能这么好啊？我怎么感觉什么都吃不下去呢？"这就是你儿时没调理的后果。

生活中，一定要注意好饮食的调理，不宜过度喂食小孩，也要注意感冒后期的调理。儿童特别要注意饮食，不能让他暴饮暴食，也不要偏食，只吃他偏嗜的食物，同时，还要增加小孩的运动量，调节好小孩的心情。

小儿抽动症

小儿抽动症：抽动症是一种小儿时期临床较为常见的疾病，多表现为不自主的、突发的、快速的、重复的、无节律性的口、眼、面、鼻、头、身体、咽喉异常动作为主。可多部位、多形式的运动型抽动，伴一种或多种爆发性、不自主的发生和秽语。部分患者在不自主抽动后，逐渐产生语言功能障碍，还可产生模仿语言、动作、表情等行为。现代医学发现，该病还可引起心理行为障碍等并发症，以强迫症和注意缺乏症、多动障碍多见。

小儿抽动症在初起时，会表现出一些奇怪的动作，比如挤眼睛、眨眼、抽嘴、抬肩、干咳、清嗓子等，还有一部分表现为控制不住

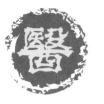

地骂人、说脏话。初起时，这些动作不一定很明显，表现也不一定频繁。在大家看来，可能跟孩子还小，比较调皮有关，所以也是容易被家长忽略的一种疾病。通常等到某一症状比较严重，特别频繁了，或者和其他几种症状合并，明显不对劲，才发现孩子有问题。

抽动症多发于 4~10 岁的儿童，一般男孩比较多见。患有抽动症的孩子小动作多，注意力不集中，往往会出现孩子成绩差、厌恶学习的情况，如果没有引起家长重视，早日介入治疗，很有可能因为异常的行为表现受到责骂、批评、嘲笑等，会给孩子的身心健康造成很大影响。

病例：

乐乐是个 8 岁的男孩，他妈妈带他来诊时，孩子眨眼明显，特别频繁。仔细看的话，和普通人眨眼是有明显区别的：不仅频繁眨眼，还会连续眨几下，偶尔还会挤眼睛，并且伴有一定程度的面部抽动。妈妈说，乐乐眨眼睛这种情况从发现异常到现在已经持续 1 个多月了，最早是因为乐乐早起时眼睛上经常有眼屎，严重的时候，甚至需要先用湿毛巾润湿眼部，清理掉一部分眼屎，才好睁眼，所以她以为眨眼是因为眼睛分泌物过多的原因所导致的。到医院检查，医生考虑有结膜炎，用了一段时间的滴眼液和药。刚开始眨眼和眼睛分泌物过多的情况都有一些改善，但是因为怕有依赖性，所以每当症状明显减轻后，就会停药。陆陆续续用药停药再用药将近 1 个多月，到现在用药已经没有明显变化了，听朋友介绍这种问题也可以看中医，所以前来就诊。

乐乐除了妈妈介绍的情况外，在接诊的过程中，我还明显感觉孩子偏燥，坐不住，不顺着他还容易生气。再加上孩子舌质偏红、小便偏黄、大便干结、脉弦数等情况，我告诉乐乐妈妈，孩子的这种情况，在中医看来，属于抽动症，乐乐的抽动症症状和肝风内动会有关系。

中医认为儿童抽动症与脏腑失调有关，多为先天不足或后天失养所致。我们常说小儿的生理特点就包括"心常有余，肝常有余"，说的就是小儿有发育迅速、肝风易动这样的生理特点，因此小儿经常会出现易喜易怒等情绪无法调控的情况。这在生理上并不是病理特征，但是，如果我们护理不好，就容易出问题。

问题在肝则为肝阴不足，肝阳偏亢；在脾则为脾胃虚弱，气血化生乏源。像乐乐的情况，就属于肝阳偏亢，他的频繁眨眼以及眼屎多等，都与此有关。针对乐乐的这种情况，我用药：

龙胆草6克，栀子6克，防风10克，熟大黄6克，蝉蜕6克，菊花6克，车前子10克，生龙骨20克，羚羊角3克，7剂，水煎服。

临床上，如果孩子症状比较轻，抽动症相关症状不是特别明显，也可以参考处方：

柴胡10克，当归10克，白芍10克，茯苓10克，白术10克，甘草6克，生姜10克，薄荷10克（后下），全虫6克，谷精草10克。

抽动症的治疗效果不仅要用药，跟家长的配合也有很大关系。

首先，心理上，家长要尽量减轻孩子的心理压力。一方面，不要过度关注和提醒孩子的症状；不在生活上给孩子其他方面的压力。另一方面，在幼小过渡期的儿童身上比较多见，很多父母因为参与孩子的学习辅导，导致孩子学习压力大，精神容易焦虑，也容易加重病情。

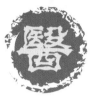
其次，饮食上尽量清淡。尽量少盐少油，多吃蔬菜，少吃太过滋腻的食物；禁食辣椒等刺激性食物；少食零食、饮料，尽可能做到饮食规律，饮食结构健康。

最后，增加运动量，减少使用电子产品。孩子体力旺盛，适当的活动，可以提高免疫力；减少使用电子产品的时间，避免孩子过度用眼，以免耗伤肝血，加重病情。

1周后，乐乐复诊时，舌质偏红的情况明显减轻，乐乐妈妈也表示，这几天早起时，眼屎已经没有了，眨眼睛的频率也有所缓解。我建议原方再抓5剂继续服用加以巩固。另外也交代乐乐妈妈，像孩子的这种情况，即使用药后症状消失了，也需要再来整体调理一下。后期调理时，主要针对孩子的脾胃方面，不需要连续用药，以调整孩子体质为主，以免抽动症再发作。

良好的生活习惯和放松的生活环境，对孩子的身心健康发育尤为重要。这几年，因为孩子的学习压力导致的小儿抽动症、小儿抑郁症等问题越来越多见。如何改变现状，给孩子一个健康快乐的童年，是我们所有人需要深思的问题。

小儿腹痛

小儿腹痛：为小儿常见的临床证候。以腹部胃脘以下，脐的两旁及耻骨以上部位发生疼痛者除外的外科急腹症。

小儿腹痛，西医叫肠系膜淋巴结肿大或肠系膜淋巴结发炎。说到这个病，我就想起自己小时候，经常有腹痛。有时候感觉痛得死去活来，受不了，但是跟老师请假，老师叫一个同学把我送回家去，结果还没等走到家呢，莫名地却好了，然后半路玩儿去了。小孩腹痛的病因很多，有人是积食而引起的，有人是受了寒凉而引起的，还有人是虫积而引起的，但我主要想讲的还是受寒凉而引起的小儿腹痛。

因为受寒凉而引起的腹痛，特别多见。为什么呢？现在冰箱的运用越来越广泛，放入冰箱的食物越来越多，冰鲜的食品也越来越多。益力多、酸牛奶，这些不放在冰箱里还不行。这本来就是矛盾的，寒凉的东西对脾胃有伤害，但是这些含有菌群的食品必须低温保存，因为温度高一点，菌群就失效了。

此病的症状表现，主要就是肚子不定痛，满腹都有疼痛，或者是有脐周疼痛。脐周疼痛，多是虫积的原因。大部分是以小腹部，或者是两侧腹部，或者胃部，有胀痛的感觉，或是有一些抽痛和剧烈疼痛的感觉，这些都是受寒凉而引起的。还有一部分儿童，腹部隐隐作痛，这也是受寒凉而引起的。这个时候去西医做检查，会诊断为肠系膜淋巴结肿大。

小儿腹痛的治疗主要是以藿香正气散加减。我主要应用大腹皮，还有白芷，再加点助消化的。一般吃 7 天左右，慢慢地小孩的肠胃功能就能恢复过来。伴有积食的人，我有时候也会加一点槟榔，预防一下虫积带来的各种身体不适，这是我临床中的一个经验。

西医对小儿腹痛也没有什么好的办法，有的人会配点消炎药让小孩吃。但是消炎药又容易破坏肠胃里的正常菌群，所以现在西医也不建议去吃这些东西了。即使有肠系膜淋巴结发炎，也是给孩子吃点双歧杆菌，或者是益力多、益生菌等，这是西医的一些配合的治疗方法。但是效果不如我们中医治疗有效。中医有效率在90%以上，治疗疗程还很快。

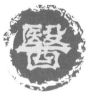

注意的事项，首要是注意别受凉，少吃生冷、冰冻的食物，不要暴饮暴食。不暴饮暴食是为了防止因为积食而带来的腹痛。除了饮食，我们还要注意小孩不要光脚着地，避免脚踩在寒凉的地板上；不要跑着吃东西，跑动的时候吸入气，会积在肚子里，这也叫冷空气；晚上睡觉的时候盖住腰腹部，肚脐和腰部最怕的就是受凉，它们一旦受凉就容易导致肚子或者腰部疼痛，或者感冒。所以即使在较炎热的南方，睡觉的时候，小孩其他地方不盖，但是肚脐和腰部必须盖严一点。这样的话，小孩生病概率就会减少，腹痛也会减少。

新生儿黄疸

新生儿黄疸：是指新生儿时期，由于胆红素代谢异常，引起血中胆红素水平升高，而出现以皮肤、黏膜及巩膜黄染为特征的病症，是新生儿中最常见的临床问题。本病有生理性和病理性之分。生理性黄疸是指单纯因胆红素代谢特点引起的暂时性黄疸，在出生后2~3天出现，4~6天达到高峰，7~10天消退，早产儿持续时间较长，除有轻微食欲不振外，无其他临床症状。若出生后24小时即出现黄疸，持续时间长，足月儿＞2周，早产儿＞4周仍不退，甚至继续加深加重或消退后重复出现，或生后1周至数周内才开始出现黄疸，均为病理性黄疸。新生儿黄疸是一种西医的病名，新生儿黄疸属于中医胎黄的范畴，与先天禀赋或者是在出生时感受湿热、寒湿之邪，从而造成了邪毒壅盛而发病。

谈到新生儿黄疸，我有很多典型的病例。在我的临床中观察和悟到，它的起因和老百姓经常说的胎毒是有关系的。但是再往前追究一下，就发现它还和母体在怀孕的时候，吃得过于肥甘厚味，或是母体的情绪是有关系的。母体情绪不畅，就会引起肝胆的疏泄不好，毕竟有一句话叫：什么样的土地，长出什么样的庄稼。还有一些母亲怀孕了，依然经常熬夜。以上3点因素，特别容易导致新生儿出现黄疸。

它的症状表现就是小孩满面发黄，巩膜发黄，小便有黄，大便的颜色也不太好。西医则是用一些指数指标来测定。

新生儿黄疸的治疗，我在临床总结了这么多年的经验，包括闭阻性黄疸，也就是闭塞的，这在西医都是很难治的，我也治疗过几例，效果还都特别好。情况严重的，西医认为要做肝脏移植了，也就是换肝，经过我的治疗调理，效果也很好。我用药的方向，也是我的一个自拟方，用的就是几个"黄"：生大黄、黄连、黄芩、黄柏，加上龙胆紫、栀子和茵陈。但是老百姓有一个误区，包括我们医生，一看到会说："新生儿能用这些特别寒凉的药吗？本来他的脏腑功能还不健全呢。"在临床中，大家可以放心地去用。因为我治疗的梗阻性，也就是阻塞性黄疸，基本我治疗好的例子，也都是用的这个方子。而且我给他们用药，都是在1~3个月的时间。这么寒凉的药，对小儿应用这么长时间，我发现小孩并没有特别难受，或者是特别不舒服。而且，中医有句话：苦寒每易败胃，按道理它应该伤脾胃的，但是没有！而且我发现患儿的大便、脾胃功能，随着我的用药，反而越来越好。

治疗新生儿黄疸，只需要3剂药就可以了。有很多新生儿黄疸，指标大概都是血清胆红素在20毫克/分升，吃完我的药，马上就能降到4~5毫克/分升。西医治疗的方法，则主要是照蓝光，或

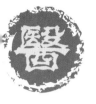
者多晒太阳。

有一种叫茵栀黄口服液的成药，是婴儿常用的，如果说家长去找医生，医生不敢用药的话，那可以用茵栀黄口服液，效果也是比较好的。治疗疗程，一般也是在 7 天左右，这个指标就有所下降了。如果还没下降的话，一定要赶紧去找医生治疗，否则引起闭塞性的或梗阻性的黄疸，那就不好了。容易慢慢引起肝脏或肝功能的异常，这对婴儿的身体就有较大影响了。

事实告诉大家，女性在怀孕的时候，尽量要少吃大鱼大肉及其他过于肥甘厚味的食物。或者少生气，注意调节好心情，不要熬夜，规律作息，也要增强运动，让代谢好一点，可以有效预防这个疾病的产生。

也有人问："在要生产的时候吃一些排胎毒的药，有没有效果呢？"这个是有效的！能让新生儿黄疸的概率降低。大家了解了这些知识，就应该知道如何去预防及治疗这种疾病了。

病例：

朱宝宝是个小男孩，来诊时还没有取名字。朱宝宝出生 3 周了，就诊时面部、巩膜发黄。病历显示，原来黄疸值 17.8 毫克 / 分升，西医照蓝光治疗，并交代家人经常带孩子晒太阳。复查时黄疸值 15.6 毫克 / 分升，经妈妈要求，爸爸带着过来看中医。

问诊时注意到，宝宝尿液偏黄，加上宝宝面部、巩膜发黄且伴有皮肤发黄的现象，考虑是肝胆湿热的原因所导致，因此用药：

龙胆草 3 克，黄芩 6 克，黄柏 3 克，生大黄 3 克，栀子 6 克，3 剂，水煎服。

交代爸爸，水煎后，每次喂服 5 毫升，少量多次喂服，每天可喂服 3~4 次。

3 天后，朱宝宝爸爸电话联系，说孩子面部、巩膜发黄的症状基本消失，到医院检测黄疸值为 6.5 毫克 / 分升，问是否还需要来诊调理。我交代他，不需要来诊，但是孩子吃母乳的话，妈妈的饮食需要注意一些。

新生儿黄疸除了跟宝宝的脏腑功能不全、胆红素代谢特点和一些疾病有关外，与妈妈的身体情况也有很大关系。首先，孕期妈妈的体质决定宝宝的体质，妈妈的体质如果本身属于湿热或燥热型，再加上孕期嗜辣或者进食滋腻重口味食物的话，宝宝出生后，出现黄疸、湿疹的概率就会偏大。另外，女性孕期体质容易发生变化，尤其是孕晚期，随着胎儿变大，腹腔脏器受到压迫，孕妇睡眠较差，身体出现其他孕晚期反应，孕期就容易出现燥热的情况，如果没有刻意去调理改善，胎儿也容易产生胎火，影响宝宝出生后的体质。其次，母乳也会影响宝宝的身体健康，一般来说，母亲身体健康，母乳就很健康。如果产后滋补太过，加上产后体虚，滋补太过容易出现虚不受补的情况，表现在身体上的症状一般有上火、汗多等。如果是母乳喂养，就有可能影响到宝宝。所以，宝宝如果是母乳喂养，当宝宝身体出现问题时，母亲的饮食就需要多注意。

因为朱宝宝的肝胆湿热很明显，所以我特意交代，妈妈在这段时间不用太过滋补，食物做法稍清淡一些，可多清蒸、煲汤，少盐少油少滋腻，多食用一些优质蛋白，比如鱼肉、瘦肉、蛋类等。不建议吃水果，但是必须多吃新鲜蔬菜，保证大便通畅。如果妈妈有明显的上火症状，就需要用一些清热祛湿的中药代茶饮。妈妈身体健康，母乳就有保障。

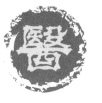
新生儿黄疸，中医多考虑脾胃和肝胆方面的问题，一般会结合宝宝的其他症状来综合诊断用药。上述用药主要针对肝胆湿热的小儿黄疸，有父母会担心宝宝太小，担心药性偏凉，宝宝不适合，这个其实不用担心，小儿多属纯阳体质，且是在确定孩子病因后用药，是有安全保障的，且临床效果明显。新生儿黄疸虽然多见，但是父母切勿大意，及时就诊查因，对因治疗。

小儿疝气

小儿疝气：是指腹股沟部位或肚脐或睾丸有肿物突起，内含气或积液，其特点如《外科大成》所说"若水疝，虽肿而光，虽痛有时，不红不热，按之软而即起者为异耳"。

小儿疝气，在临床中是特别多见的疾病。有腹股沟疝，有小儿睾丸疝气，也有脐疝，这是目前最常见的几种。疝气形成的原因，最常见有 3 个：一个是生气的"气"，一个是中气不足，还有就是寒凉而引起的。你发现了吗？小孩一哭一闹，他一鼓肚子，睾丸疝气就来了，或者是腹股沟疝气就鼓起来了。那脐疝呢，我发现一般是因脾胃不好、消化不良引起的。

小儿疝气的症状，主要以肿大为主，比如腹股沟肿大或者是睾丸部肿大。脐疝主要以肚脐突起为主，这就是临床中疝气的一些症状表现。当然它还有很多伴随症状，比如说受寒凉而引起的夜尿偏多，或者有小儿尿床的现象。因为情绪性格急躁、易哭而引起的，那他性格就比较急躁、易怒、容易哭闹。如果是中气不足带来的，小孩就有饮食差，大便不好、出头硬，睡觉翻来覆去的表现。

此病的临床治疗处方，主要是在以下几个方子上加减应用：橘核丸，天台乌药散，还有一个就是补中益气汤。治疗的时间大概是 15 天到 1 个月。70% 的人，大概治疗 20 天左右，效果就不错了，总有效率在 85% 以上。

治疗脐疝，吃 2 盒补中益气丸，效果就已经较好了。对儿童脐疝，我一般是用点健脾散之类的，如婴儿健脾散，吃上一两盒，基本就没事了。当然中医也有一些外用的方法，比如用收缩的药来敷一下，或者用疝气带往上兜一兜，也可以。久而久之，随着年龄的增长，慢慢中气提上来了，它自然而然就不会下坠了。总体来说，小儿疝气，用中医治疗，效果还不错。

要预防这类疾病，除了平时让小孩少吃一些寒凉、生冷的食物外，家长们还要注意他们的情绪，帮他们调解舒缓，不要让小儿经常哭闹。爱哭闹特别容易形成疝气，所以尽量把小儿的情绪管理好，这是家长们要做到的事情。还有，伤害脾胃的行为也要避免，因为脾胃受损以后，中气也就容易不足，中气不足了，就容易出现后续的这些问题。

小儿自汗

小儿自汗：是指一种不正常出汗的病症。即在安静状态下，或无故而全身或局部出汗过多，甚或大汗淋漓。平常指因虚而出汗者所称虚汗。

在临床中，来找我治疗小儿出汗的人特别多。尤其是在夏天的时候，很多妈妈告诉我："这孩子天天出汗，一晚上净给他擦汗了。"

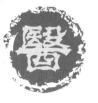
我们要知道，小孩本来就是纯阳体质，热了就容易出汗。小儿冬天的时候盖被子，相对于我们大人要少，这和他的体质有关系。

当然也有因为一些病态带来的，比如小孩容易出汗，有人是因为积食，伤了脾胃，导致气虚固摄不住。我想，出汗，大家首先想到的就是气虚，脾气虚弱。还有一些小孩感冒以后，尤其是用了西药抗生素类的，小孩就特别容易出汗。为什么呢？因为我们发现，抗生素除了杀呼吸道细菌以外，它还容易破坏肠胃的正常菌群，这样小孩的抵抗力就会下降。所以很多小孩生病了，连着去医院打上几天吊针以后，小孩回来不但不吃饭了，而且还爱大量出虚汗。出了虚汗，又特别容易感冒，因为毛孔总是张开着的状态，所以容易受风，防卫能力下降，这样就更容易出虚汗。由此可见，小孩出虚汗，病位主要在脾胃，由于脾胃虚而导致气血不足，胃气能力下降，固摄不住，才会出现出汗的现象。小孩自汗，因为脾气虚弱，以脾气虚为主，当然也有心气虚、肺气虚、肾气虚，这些也都会引起出汗，但是我要讲的主要是脾气虚弱。

出汗临床的症状表现，我们也得学会去鉴别和区分一下。比如全身出汗，动则尤甚，这个叫自汗；睡则汗出，醒则汗止，这则为盗汗；头上多汗，一般是上焦有热；在某一个部位，手脚心出汗，代表的是脾胃有点湿热；人的头心部位出汗，汗为心之液，是指的心气虚，容易出现头汗；鼻尖如果出汗，因肺开窍于鼻，所以是和肺气虚有关系；如果是肾气虚带来的出汗，一般是腰部容易出虚汗。这是我在临床中总结的经验，大家要加以鉴别。因为脾气虚、气虚而引起的自汗，它是动则尤甚，不动，就没那么严重。这个时候，我们判定与脾气虚和气虚有关系，叫气虚不固，汗液外泄。

所以在临床治疗的过程中，主要还是以补中益气汤来加减，或者是牡蛎散加上麻黄根，这是我临床的一个经验方。现在有种成药叫虚汗停，还有一种叫玉屏风颗粒，效果都还不错。但是要看一下情况和程度，如果伴有晚上出汗，一般首选的，要加上麻黄根。牡蛎散也是针对晚上出汗多一点，白天也出的话，效果也可以。玉屏风颗粒针对的就是白天出汗多一点，还有容易感冒，这个时候再佐补中益气汤来加减。这个治疗一般是 3~15 天，效果就很好了。

那临床中应该注意点什么呢？最主要的就是要保护好你的脾胃，保护好身体的气，不要耗气。耗气的原因，有感冒后吃了抗生素的因素，有饮食带来的，还有潮湿的环境会让你耗气，还有过于热的季节，热则气耗，气虚不顾，汗液外泄。最后要注意的是，小孩如果这一天玩得太过了，导致体质有点虚，晚上也容易出虚汗，劳则气耗，喘息汗出，内外皆虚，所以也不能过于劳累。

小儿呕吐

小儿呕吐：是一种小儿常见的证候，很多疾病都可以出现。以食物由胃经口而出者为主。有外感犯胃、饮食、蛔虫、惊吓等因素，导致脾胃失调而发生呕吐，乳儿伤乳而吐又称溢乳。

来找我看小孩呕吐的人也特别多。小儿有呕吐的现象，一般问题不大，但是很容易引起家长们的担心和慌乱。其实我的一个老师曾跟我说过，小孩不怕吐，只要吐了就好！不管感冒引起的，还是积食引起的，这个时候吐了对脾胃反而有保护的作用。比如积食引起的，都吐出来了，那我们还担心什么呢？这时只需再强健一下脾胃就可以了。

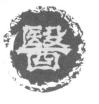
小儿呕吐的原因较多，比如因为感冒引起喉咙红肿的时候，稍微一刺激喉咙，就会有呕吐的现象。或者是有积食的时候，也容易出现反胃、呕吐或者肠胃的现象。当然也有一部分小孩，在跑动的过程中，因跑得过猛、过快了，也会出现呕吐。还有一部分小孩，就是先天性的脾胃受纳比较薄弱，也容易出现呕吐，比如在婴幼儿时期，吐奶就是典型的表现。我们发现，有一部分孩子怎么吃都没问题，但有一部分小孩，吃一点点就容易出现呕吐，这就说明他先天的脾胃受纳比较薄弱。脾胃比较弱小，或者是他的胃容量比较小，或者是他的承受能力没那么强，因而容易出现吐奶，或者容易晚上呕吐。也有脾胃功能弱的人，随着年龄的增长，达到一定的年龄时，呕吐才慢慢地好转。

当然我们也得排除一些外因，比如是否因为感冒引起扁桃体肿大，刺激了它导致呕吐，还是肠胃有积食，或者吃了一些不干净的东西等。吃了不卫生的食物，也会引起呕吐，如果这个时候既有呕吐，又有腹泻，就是西医所说的急性肠胃炎。

呕吐的症状最需要注意的就是有一种喷射状的，要将它与一些脑部疾病加以鉴别，比如脑炎和脑部有肿瘤。如果脑部有肿瘤，或者是脑部有颅内压出血，这个时候的呕吐就是喷射状的，它会喷得很远，如同喷水枪一样，它是直直地飘出去，当然这种现象比较少见。而平常的呕吐，不管是哪种原因引起的，它喷出时是有弧度的，都是就近的，或者是往上呕出来的现象，这些都是正常的呕吐。

要根据症状表现来鉴别原因后对症治疗。积食型的，看看昨天有没有吃什么，吃了多少，或者有没有吃发霉腐坏的，或者吃了油炸物、难消化的；感冒型的，看一下口腔，咽喉有没有红肿热痛，或者还有没有伴随一些感冒的症状；婴儿吐奶的时候，他的症状主要就是：躺在那儿，奶就涌上来了，这也是呕吐的一种。不管婴儿还是幼儿，或是到了一定年龄阶段的儿童，小孩存在这3种情况，是比较多见的。

说到治疗方案的话，婴儿时期的，当然要强健脾胃。脾胃功能好了，自然而然成长快一点，慢慢这些症状也就没有了。而且婴儿喂完母乳后，要多去轻轻地拍背，让他慢慢地往下顺一顺。当然他要是喝得过多了，因为胃容量比较小，奶已经到了食管，再到喉壁上，这样一刺激喉壁，就容易涌上来。

轻拍婴儿后背，让奶往下再走一走，这样它就不容易返上来了。因为人体有个贲门，是食道和胃的接口部分，就像一个阀门一样，它能关闭住，防止进入胃的食物等反流回食管。吃了东西后，将它轻轻拍到贲门以下的胃里，尽量在胃里多关闭一会，胃里还有幽门，这两个门把食物锁住了，在胃里辅助消化，这就是我们人体正常功能代谢的方式。所以婴儿期防治呕吐，除了喂奶后要轻轻地多拍一拍背，还要给它辅助喂一些婴儿健脾散这一类的中药，强化脾胃功能。

儿童出现呕吐的时候，如果是有积食的，刺一下四缝，扎一下疳积，同时配合健胃消食的，或者健脾的。这样辅助配合治疗，效果比较好。如果是有疾病的，就先治疗一段时间疾病。比如感冒的就对症感冒治疗，呕吐自然而然也就没有了。比如最常见的，西医叫疱疹性咽峡炎，或者是手足口病，也容易出现呕吐，或不吃东西，咽不下去。一是因为痛不敢吞咽，二是一刺激他的痛点，就呕上来了。所以临床中，我们需要知道导致病症的原因，将之改善，对症治疗。

西医治疗小儿呕吐，主要就是以降逆止呕为主。用一些针剂，

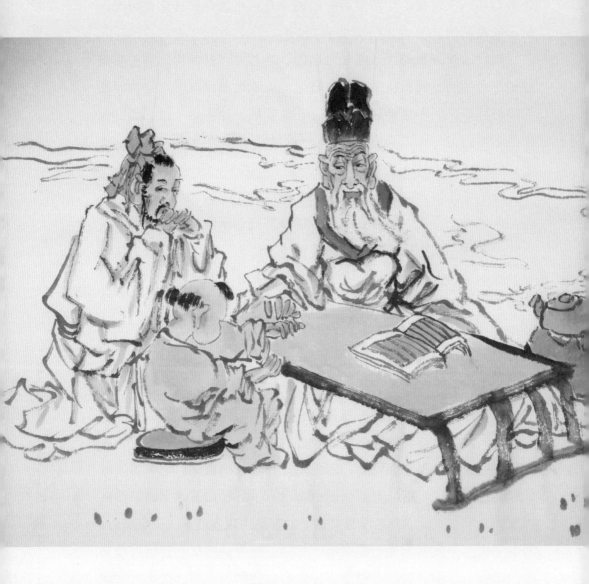

比如说胃复安，这个有效率确实也蛮高的。有时候只需去打针，可能就好了。但是有的人要从病根上治疗，就要看看到底是因为寒凉而引起的，还是因为其他原因而引起的，去除病因，止住呕吐。

但有些情况无须去止呕，比如吃了不干净的食物，没吐出来，或者是积食了，积住的东西没有排空，这样对胃还继续有负担，所以这样的情况导致的呕吐不用止呕药为好。

小儿腹泻

小儿腹泻：是以大便次数增多，粪质稀或如水样为主，2岁以下的婴幼儿更为多见，年龄越小，发病率越高。本病发于四时，夏秋季多，南方冬季亦可发生，易于流行。

小儿腹泻是应季型的，比如深秋的时候，就容易出现腹泻；比如积食，也容易出现腹泻；有部分小孩，伴有肠胃型感冒的人，也容易出现腹泻；吃得不好的时候，也容易腹泻。腹泻的原因，饮食排第一，季节排第二。

腹泻的表现，有的人是拉水样便，也有人是大便次数增多。我记得有一个奶粉喂养的小孩，腹泻了将近1个月的时间，后来换了另一种奶粉，在换奶粉的过程中，因奶粉成分不尽相同，所以肠胃对它的耐受能力就会减弱。一是对奶粉不适应，二是对换奶粉过于频繁的不适应，都会引起小儿腹泻。因此，不要随意去给小孩换奶粉。

有一部分婴儿腹泻，能达到一天七八次，甚至一整个月都有腹泻的现象。当然有一部分小孩，他在某一个季节，或秋夏相交的时

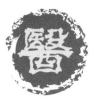
候，容易腹泻，这在中医叫飧泄。还有夏季最炎热的时候，也容易出现腹泻。

还有一些小孩脾胃不和，可能是因为感冒引起的，比如吃了感冒药，或者吃了别的而引起的脾胃虚弱，导致腹泻。这个腹泻一般伴有腹胀的现象，或者是晚上小孩翻来覆去睡不安宁，叫胃不和则卧不安。

儿童最常见、最多见的就是因饮食带来的腹泻。中医主要就是问诊，所以医生要仔细询问病因，有些时候还可以配合着西医的一些检查，看看有没有感染，查一下血液。如果每天有五六个小孩，来找我看腹泻或者是呕吐的现象，那我就要总结一下，是不是与流行性的病毒有关系，中医属于疫疠之气，当然它没有"新冠"这么严重，它是一种小小的表现形式，类似于流感的范畴。

有一些人会把总想便却便不出来，或便出一点点的情况当成腹泻的现象，这是不对的，因为它只是便出来一点点，没有达到水样便，它只是有便意，中医把这种叫里急后重。当然腹泻也要和痢疾相鉴别，共同点是都有便次增多，而不同点是痢疾有脓血样便或单有脓或单有血样便，还有人便完了，肛门有灼热感。

腹泻主要症状就是水样便或者大便偏稀，或者溏泄感，和痢疾一定要区分开。便次增多是一方面，便的感觉和排出来的颜色，我们要仔细区别。婴儿可能还伴有消化不良，有的人奶便，有的人是黄绿色的大便，有的是绿色的大便，这个和消化不良带来的腹泻是关联在一起的。腹泻伴有水样便偏多一点的，一般是受寒凉而引起的，也就是下焦寒，还有的人是因为脾虚而引起的，临床中怎么去区别呢？

因为是脾虚引起的，就是平时伴有肠胃消化不太好，如果寒凉引起的，我们要问诊看看前一天有没有吃冰冷的食物，或者有没有积食，或者有没有吃过了期的食物。这些是医生要细细地询问的，也就是鉴别症状的表现。

治疗的方案，如果只是刚出现水样便、便次增多的，不管婴幼儿还是儿童，我最常见的一个经验方就是四神丸加上大枣。有很多人疑惑：四神丸不是用于鸡鸣泻吗？又叫鸡鸣散、五更泻，也就是在五更的时候，早晨还没起来，就想拉肚子。

我在临床中发现，四神丸对平常的腹泻效果都特别好。佐一点大枣，它有补益脾气的作用，对小孩是有好处的，这就是我临床治疗用药的方法。治疗时间一般只需要 1~3 天，效果就会很好了。如果达不到，就要采取一些其他的方法。比如在肚脐上敷一下五倍子，或者将丁桂儿脐贴敷在肚子上。婴幼儿如果是因为奶粉的问题，我发现有一个香港品牌，叫"雀巢110"，它对任何的婴儿腹泻，和腹泻时间比较长的人，吃上 1 桶基本都能治愈，效果真的特别棒。在临床中我已经遇到了上百例，基本是能用一个好一个，所以把这个经验方告诉大家。

家长们要多关注小儿的饮食，不要让他腹部受凉，不要让肚脐吹风，注意在夏天前或夏季天气特别炎热的时候，少吃冰冻品，秋季暑湿最重的时候，也容易出现腹泻，冬天偏干燥的时候，寒凉或难消化的食物也是腹泻的因素，因此，我们要加以注意，多多防护。

小儿过早发育（早熟）

小儿过早发育：也叫性早熟，是指女孩在 8 岁之前，男孩在 9 岁之前，出现与年龄不相符的

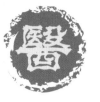
第二性征。女性出现乳房增大，月经初潮，外生殖器形态逐渐成熟，骨盆增宽等现象；男性出现阴囊和睾丸增大，面部毛发旺盛、长胡须，阴茎阴毛发育，音调变得低沉等现象。性早熟可影响骨骼的正常发育，导致骨骼生长过早停止，身高低于常人。

小儿早熟的症状表现都有哪些呢？主要是有两个性特征的过早发育：乳腺的发育排第一，阴毛发育排第二，大部分是乳腺发育。乳腺发育也要和一些其他症状加以鉴别，比如肾虚引起的乳腺发育，它是偏水肿样的。而过早熟的，它是偏硬状的，里边伴有硬核，这就是它的症状表现。当早熟发育已经成型，最主要的一个性特征就是女孩过早来月经。一旦来月经，家长才意识到孩子过早发育了，担心她的身高会受影响。其实，过早的性征出现和生殖器官发育不仅会使小儿生长期缩短，致使最终的成人身高低于按正常青春期发育的同龄儿童身高，还会导致未成熟孩子的心理障碍，会有自卑、自闭心理。所以，家长们要引起重视，及时干预。

但现实却是现在有70%的妈妈，对孩子过早的发育成熟不在意；目前重视的人，可能有10%～20%；只有剩下10%的家长，他们是已经提前预防，过早地去干预了。

真正的女孩来月经，是二七天癸至，月事以时下，太冲脉盛。月事以时下，也就是正常来经年龄是14岁左右。我们尽量不让它来得过早，还是让儿童正常成长和发育为好。如同自然界，自然成熟的果子才是最香、最甘甜可口的是一样的道理。

在临床中，我针对性早熟的治疗处方，主要是知柏地黄丸的加减。再加上几味药：枸杞子、菟丝子和巴戟天，这个是采取阴阳双调，加上清热燥湿，以及清虚火。我治疗的时间是15天到1个月，基本就可以了，还可以每年定期调理一段时间。很多人治疗完，慢慢地，已经发育出来的乳腺会缩小回去。这在我的临床中是特别常见的，总体来说，效果还不错，还不用西医的激素来干预。

预防此病的注意事项，主要还是在饮食上，要尽量吃应季的水果，肉类选那些不需要催熟的，比如羊肉、牛肉，羊是不用饲料喂养的，或者是专门去买一些土猪肉，买相对喂的时间比较长的动物来食用。尽量不要吃喂猪饲料催熟的猪肉。油炸的、荤腥发物、辛辣刺激物，应尽量减少，少熬夜，因为这些都会让我们的身体出现火热的状态。火热重了，就相当于太阳足了，很容易就把食物催熟了。情绪也不要波动太大，注意好心情的调摄，要开朗，积极向上一点。平时多去运动，加强锻炼，让代谢功能提升上来，不要有淤堵，让它正常地发展，顺应着自然界的规律而成长和发育。

病例：

西西 8 岁，来诊是因为妈妈发现孩子乳房隆起，带到医院检查时，相关检测报告显示：身高 1.30 米，体重 30 千克，B 超乳房发育，骨龄 10 岁，诊断为过早发育。医生建议西药干预。妈妈担心孩子过早吃调节激素的药物影响以后生长发育，遂带她来找中医调理。

这几年，遇到不少过早发育的儿童，年龄最小的只有 2 岁，也是父母注意到孩子左侧乳房稍有隆起才发现问题的。为什么会出现这种过早发育的情况呢？从综合门诊的情况来看，主要和现在的饮食习惯、饮食结构以及作息有很大关系。

西西舌质红，少苔，脉细数，体型偏胖。问到平时的饮食结构时，妈妈说，因为这两年才从湖南老家过来，所以饮食上还是会偏辣一些；因为一家人都喜食肉类，所以平时肉食吃得也比较多。

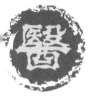

　　饮食上过多嗜辣、嗜肉，很容易出现一系列问题。结合西西的情况来看，喜肉食，肉食偏油腻，不易消化，偶尔多吃一点还好，但是如果经常多吃，孩子本身脾胃功能较弱，就会增加脾胃负担，脾胃运化失调，就容易形成积热。另一方面，嗜辣，这一类的食物最大的特点是开胃，因为辣椒中所含有的辣椒素能够促进消化液分泌，增加食欲。所以，嗜辣的人不知不觉就容易多吃。超量摄入食物，偶尔一次，人体能自我调节，但是日积月累形成习惯，就会积食生热。且辣在五味中属辛热，久食本就容易积热上火。所以说，无论嗜肉还是嗜辣，从多方面来说，都容易积热，积热日久，就会伤人津液，出现阴虚火旺的症状。

　　人是一个整体，长期不良饮食习惯积累出问题，到最后都会影响到身体整体的平衡。中医认为，肾为先天之本，肾的精气盛衰，关系到生殖和生长发育能力。当阴阳失去相对平衡则出现偏盛偏衰的结果，就会破坏正常的生理状态。同时，肾上通于脑，下连冲任二脉而系胞宫，对生殖功能的调节有密切关系。一般来说，当肾阳虚时，生殖功能会相对衰退，第二性征会来得相对较晚；当肾阴虚时，生殖功能会比较亢进，第二性征就会来得比较早。所以，肾阴虚或肾阳虚都不好，这也是为什么我们中医一直在说"平衡"之道。西西的情况，就属于长期饮食不当，以致阴虚火旺，出现生殖功能亢进的情况。

　　临床上，像这种阴虚火旺型的早熟，我多用知柏地黄丸加减调理，效果甚佳，遂开方：

　　知母10克，黄柏10克，山药20克，牡丹皮20克，山茱萸10克，枸杞子10克，茯苓10克，菟丝子10克，仙灵脾10克，巴戟天10克，7剂，水煎服。

第一次复诊时，西西的舌象明显有所变化，由鲜红变为淡红，之前盗汗的情况也有所减轻，我根据西西的情况在原方上调整用药，用药1周停5天。连续用药4个疗程后，妈妈反馈，孩子乳房明显变小，会比之前容易早睡，盗汗的情况基本好转，精神状态也比之前更好一些了。

儿童过早发育的问题，是这几年比较多见的，和现在的生活条件好了，饮食更丰富，吃得太好，动得太少，以及熬夜有很大关系。同时，现在信息比较发达，孩子容易受影视作品或者图片影响也有关系。一般来说，小儿过早发育的病机根本在肾，与肝、脾相关联，肝主疏泄，肾主封藏，肝肾功能不足，疏泄功能下降，阻滞气机，冲任失调，乳房经气阻滞不通。同时，肝的问题会影响到脾，致脾的运化功能失调，聚湿生痰。所以临床多见的过早发育，除了西西的这种阴虚火旺型的症状，还有肝郁化火型以及痰热互结这两种。

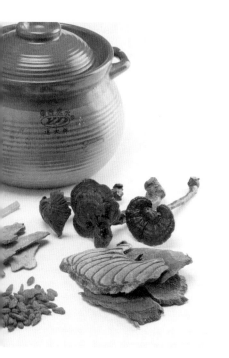

肝郁化火多跟三方面有关：第一，和现在孩子都比较娇气，稍有不如意就容易生气有关，情志不舒容易肝郁；第二，现在孩子学习压力大，精神方面过度紧张，导致肝气不舒出现肝郁；第三，熬夜多，肝胆排毒不畅导致胆汁淤积，肝内毒素无法代谢以致肝胆火旺。中医认为肝藏血，主疏泄，如果长时间因为疾病或者生活习惯、精神压力等原因导致肝失疏泄、肝郁化火，就很容易耗伤肝肾阴血，导致冲

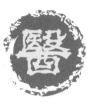

任损伤，于是出现过早发育的情况。这类症状多伴有孩子情绪失常、易怒易躁、面红口苦等症状。

痰湿互结多跟孩子饮食有关，吃多了或者过度偏嗜，导致营养过剩，出现形体肥胖的情况。儿童脾胃偏弱，中医认为，肾为先天之本，脾为后天之本。其中，脾主运化水谷精微，化生气血，儿童脾弱，运化水湿能力不足，就容易聚湿成痰，长时间积聚在乳络就会形成肿块。这类症状多伴有体胖、乏力、胸闷、舌质暗红苔白腻等症状。

以上 3 种情况并不独立发生，早熟儿童经常是合并症状。除了上述各种原因导致的早熟外，还有一些性早熟跟家长喜欢给孩子"进补"有关，经常给孩子吃雪蛤、鹿茸、紫河车等滋补药膳。所以我也建议家长，除非孩子身体确实需要，医生诊断后要求，原则上，不要给孩子进补，以免进补不成反成毒。

第二节

女性疾病的认识

因为有了子宫这个特殊的脏器，使得女性具有了不同于男性的生理特点，具有月经、胎孕、产育和哺乳等独特的生理功能。这些特殊功能，主要是人体脏腑、经络、气血相互协调，作用于子宫的表现，而女性的疾病，则多与此关联，由此而产生。

◈ 怀孕期间应该注意什么
◈ 哺乳期为什么不能生气
◈ 女性的宫寒都有哪些体现
◈ 女性月经不调能否吃黄体酮
◈ 人流给身体带来的伤害

怀孕期间应该注意什么

怀孕期间应该注意什么，这是老百姓普遍关注的问题。很多人

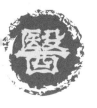

一提到怀孕，第一想到的就是要吃好，要补充营养，难道怀孕就只需注重吃什么吗？不是，怀孕的时候需要注意以下几点：情绪，饮食，有规律地运动，起居有常。

怀孕期间孕妇情绪不稳，将来孩子易出现这几种疾病：一种是小儿抽动症，一种是麦粒肿或霰粒肿，还有就是结膜炎，也就是红眼病，婴儿黄疸也与怀孕期间母亲的情绪有关。有一句话说得好，"什么样的土地，长出什么样的庄稼"。也就是在种植的过程中，你给它添加了什么，它就会往那个方向上发展。

比如一棵小禾苗，如果在它成长的过程中，用墨水滴在它的根上，我们发现这棵禾苗慢慢就会变成蓝色了。所以有一些家长问："胎教是不是有益啊？"确实有益！比如有一部分细心的父母，从怀孕到生小孩，每天形成规律，定期拍一拍腹，说："孩子，起床了！"还有人给胎儿听音乐、读书。我们会发现孩子在成长的过程中，慢慢对这些特别敏感，特别感兴趣。

所以为了孩子将来的身体健康，怀孕的过程中，一定要注意好你的情绪把控，处理好与家庭成员，包括婆媳、夫妻的关系，工作上带来的负面情绪，要学会合理避开。这个时候，还要学会平静自己的内心，将来你的孩子性格才会特别好。

怀孕期间，大部分人会关注饮食要注意什么，99%的人会问："医生，我怀孕的时候应该吃什么？"都想着应该吃什么，甚至很多孕妇吃到胖得没法形容了，其实没用！并不是你有多胖，胎儿就会有多么重，甚至你更胖的时候，胎儿反而更瘦。怀孕的时候，一定要适时适度地控制饮食，只要这一天摄入的营养够了、充足了，就足矣。

怀孕的时候，孕妇特别的燥热，所以有些人想吃点寒凉的、冰冻的。这个时候能不能吃呢？肯定不能！对孩子将来血脉的循环都有影响。还有人问："怀孕了是不是要多吃点水果，补充维生素，对胎儿有好处啊？"

我之前给大家讲过吃水果带来的害处。我发现前些年，女性妊娠糖尿病的人特别少。现在，妊娠糖尿病越来越多，这种状况和水果不无关系！水果除了容易导致糖尿病的出现，还容易导致肠胃的一些疾病，比如贫血、胃胀气等。所以不要把它认为是补充维生素的最佳食物。其实只要肠胃好，我们平时吃的蔬菜、食物里，微量元素都是充足的，你的身体就能吸收。

曾经有位妈妈贫血，还没等去治疗，发现怀孕了，本来自己就是中度贫血，结果又怀孕了，问医生能不能保。医生说："那也不能做人流，你先尽量去保吧！"她吃补血药也补不上来，还是照样贫血，时不时就晕倒，但是却不影响这个孩子的发育。

这属于相克里的子克母，胎儿会把母亲体内的营养都吸收了，他并不会缺什么，反而母亲会缺。所以怀孕时，母亲尽量不要乱吃东西，不要想着补充了什么，胎儿就一定有好处，补多了只会伤害你的脾胃，反而影响吸收。

我发现有不少孕妇吃东西特别节制，定时定量，而且也不会偏嗜什么。她的孩子出生，体重也很重，而且特别健康，将来孩子也不容易患一些皮肤病，胎毒也特别少。有很多妈妈就为了胎儿能长得好，经常暴饮暴食，过度去补，今天补阿胶，明天补人参、鹿茸、冬虫夏草、猴头、燕窝、鲨鱼翅，我告诉大家，能不补就不补，不要过度去吃这些。要根据身体的情况，在医生的指导下，你需要什么，再去合理补充调理。

所以，怀孕期间，孕妇调整好情绪，注意好饮食，起居也一定

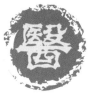

要形成常态，那孩子将来也会形成一个良好的生物钟。要知道孕妇熬夜的话，导致胎儿也跟着你的生物钟在走，等到他出生，就会半夜不睡觉，晚上哭闹。这样的话，你身体又恢复不了，所以，起居有常也非常重要。

女性怀孕后也要适当运动。有很多人担心，怕这个时候走动，会出现什么危险。在可控的范围内，每天定时、定量去走动一下。当然在安全期，3个月以上，一般就不容易流产了。如果稳定了，就可以每天适当地、有规律地去运动。这样对胎儿、对孕妇体内的血液循环都特别有益处。

除了这些，我们还要注意，多做点胎教。不管读书也好，听音

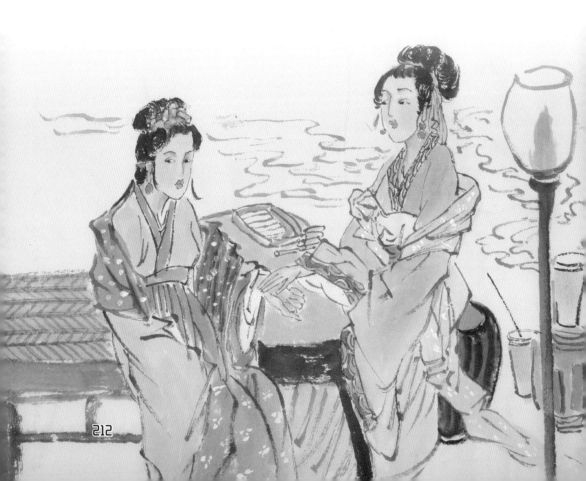

乐也好，还是给他念古诗也好，或者平时我们定时定点地轻轻敲击一下肚皮也好，叫他一下也好，这些都是在怀孕的时候，可以积极去做的事情。

孕妇还要做一些力所能及的事情，不要想着怀孕了，老公、身边人就应该对你好一点，好是应该好，但是不要过度地索取。一个平和的心态，再加上注意饮食，起居有常，不偏嗜任何东西，一定能生出一个健康可爱的宝宝。

哺乳期为什么不能生气

哺乳期生气的话，对家人、对产妇自己、对小孩都非常不好。

如果你给婴儿喂母乳时，经常生气，婴儿就会产生腹泻、便秘、晚上哭闹或者是摇头不吃的现象，这是我们天然的一种应激反应。国外有位科学家做过实验，将愤怒的人的血液抽出来，给小白鼠打上，小白鼠慢慢就死亡了。

中医里有一句话："乳血同源。"血液里因为生气产生了毒素，那乳汁里同样也会含有毒素，再喂给婴儿吃，就可能导致他身体上或者是精神上受到伤害。所以，妈妈在哺乳期一定要尽量少生气。

哺乳期生气对产妇自己有哪些坏处呢？一个人如果经常生气，就有可能易患甲状腺结节、甲亢、失眠症、身体疼痛、月经不调等，而这些月子期间产生的疾病，将来是特别难治愈的。所以这个时候，就算是为了自己，也不能生气。

女人生完小孩，坐月子期间，情绪会有很大的波动，而且容易产生焦虑和抑郁。如果这个时候把两个饮食观、文化观、生活观都不同的人放在一起，那产生矛盾的节点就多了，严重的甚至可能导

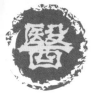
致家庭关系破裂。所以，在这个特殊时期，要注意处理好婆媳之间、夫妻之间的关系。提前做好一些预防性的准备工作，避免给自己的人生留下遗憾。

如何预防呢？可以尽量选择去月子中心，让那些专业的人来帮忙照顾；如果实在不能去月子中心，尽量让产妇自己的母亲来带孩子；要是婆婆非要过来，那需要提前做好双方的心理工作。

女性的宫寒都有哪些体现

很多人觉得宫寒就是痛经，其实宫寒的表现有很多，比如肚子、臀部比较大；肚子、腰部、四肢发凉，全身怕冷；胃胀气；还有月经推后，痛经甚至闭经等。

宫寒是怎么导致的呢？基本上都离不开"冰冷之物"的侵袭。比如小时候常常光着脚走路，吃太多冰冷的食物，还有人喜欢吹空调……都是时间慢慢积累而成的。

当我们吃了寒凉的食物，就需要温热的、高热量的东西来保护我们的身体。有些比较胖的人，他们脂肪的热量可以包裹寒凉带来的不适，从而导致他们越来越喜欢吃冰的，形成了恶性循环。那些热量不够的，就会直接表现出来了，如拉肚子、肚子疼等。

为什么寒凉会引起痛经呢？因为子宫内膜上有很多孔，当你吃了冰冷之物，热胀冷缩，内膜上的孔收缩住了，中医有句话叫：不通则痛，所以就形成了痛经；管道收缩得很细，月经量就会变少；堵住了，下不来就会闭经。

宫寒为什么会出现胃胀气呢？子宫在胃的下部，子宫就像一盆火，胃就相当于一口锅，如果宫寒，则"火盆"不热了，那锅里面的食物能消化完全吗？所以很多有宫寒的人会出现胃胀的现象。

除了这些，宫寒严重的还可能对女性的生育产生影响，所以大家一定要注意，在女孩子小时候就要提醒她，少吃一些生冷、冰冻的食物，避开生活中的一切易致宫寒的因素。

女性月经不调能否吃黄体酮

女性不来月经，要不要吃黄体酮？我的答案是尽量少量或者不吃。如果长时期服用黄体酮，久而久之，身体就会失去生成和分泌激素的能力，这时候再看中医都不好调理了。给身体补充需要的东西，还不如让我们自己调动身体的生成功能。

中医首先要辨证不来月经的原因是什么。如果是气血不足，要把生成气血的功能提上来；如果是宫寒导致的，就要去除寒凉；如果是肾虚而导致的，要将肾强壮起来；如果是瘀血堵塞导致的，就需要把它疏通开。

中医讲究的是辨证论治，血瘀可能是情绪或者宫寒带来的；气血不足有生成不足，或者是丢失太过的原因；肾气不足，可能是劳累过度，纵欲过度或者是工作的劳力劳神。当我们找到导致不来月经的原因，就可以对症下药了。

如果身体需要5毫克激素，月经就能来，结果你马上补充了5毫克的激素，久而久之，你经常补充这5毫克激素，那你的身体还用工作吗？当然不需要了。所以说，不要随意给身体补充营养或者是激素，而是应该想办法找到原因，将身体的功能调动起来，让其自主工作。

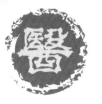

人流给身体带来的伤害

年轻人因为不懂事，在冲动的时候，不考虑后果，他们不知道人流造成的伤害有多么严重。

流产有人流和药流。人流是使用器械，进入子宫里面清宫；药流则是吃药物后排泄出来，药流对身体的伤害相对较小，只占15% 左右。但是人流的话，对身体的伤害占 80%～90%。

为什么这么说呢？这是我在临床看诊的过程中总结的，只要做过一次人流，80% 的人，容易引起六大症状。第一，习惯性流产；第二，宫外孕；第三，不孕不育；第四，胎儿停止发育；第五，宫腔粘连；第六，月经量偏少。而且在我临床中，要解决这六大症状也是特别困难的。有人说："我是当年冲动，就做过一次。"但即使就那一次人流，也同样容易引起这六大症状。

人流造成的伤害是终身的，在临床看诊的过程中，如果这个人是宫外孕，我会问："你之前做过人流吧？"人流确实容易造成宫外孕的发生，当然并不是绝对的，只是大部分人是因为这个因素，因为子宫环境不好，或者是她的输卵管有一些炎性反应。

为什么人流会造成这么大的伤害呢？前面讲过，人流是需要器械进入子宫清宫，清宫必然会损伤内膜。清宫有无痛的和有痛的选择，我建议，实在万不得已的时候，还是要选择有痛的，为什么呢？比如我们人在打针的时候，针一进来，肌肉会不自觉收得很紧。那子宫也是，器械一进来，子宫也会收得很紧，触上去硬硬的，就不是胚胎，如果是软软的感觉，给它清掉就可以了。这是一种手感，经验丰富的医生就能感知出来，这样对其他的地方创伤就比较小。

要是选择做无痛的，器械进来后，都是软软的感觉，无从判断，那就从 6∶00 钟方向开始，6∶00、3∶00、12∶00、9∶00，清刮 1 圈。

这1圈的清理对内膜的损伤就可想而知了。

做完人流后是卧床休息，还是要活动呢？我的观点是一定要起来去活动，不要一直躺在床上。

我记得在我小时候，我们老家有阉猪的传统，南方叫阉，北方叫劁。阉完后，我父亲让我去赶着遛猪，不要让它趴下。或者是家里的马阉了以后，他说："你要牵着、要遛。"我就牵着它，一圈一圈地走。当时我很不理解，这是为什么呢？现在才明白，因为让它的血液循环起来，伤口才会恢复得快一点。而且，女性做完清宫以后，子宫里会有很多组织液和血浆渗出。这个时候，你是站起来把它排出去，还是躺在那儿呢？因为排泄不畅，就有淤堵，如果沿着输卵管倒流，就容易造成感染了。

所以做完手术，躺在床上静静休养反而不好。站起来走动，血液循环开了，会恢复得更快。原来我父亲当时让我牵着去遛阉后的马、猪的原因，就是让它血液循环起来，加快伤口愈合，不要产生瘀血阻滞在那里，也就不会过多地产生细菌了。循环开了，吸收快了，感染的概率就减少了，死亡也就减少了。女性人流也是同样的道理，感染少了，输卵管粘连也就减少了，子宫内膜的粘连也会减少，月经受到的影响也就会减少很多，盆腔的炎症也就减少了。

造成冲动和损伤我们身体的，一般是女性最年轻的时候，15~21岁之间，这个时候人流对人体的伤害是最大的。因为你的脏腑还特别娇嫩，此时的损伤对身体的伤害更严重。在21岁左右，是人最容易冲动的年龄，真正在20岁之前冲动的是少数。20岁以后，已经开始进入大学，允许有恋爱的生活了，这个时候是最容易冲动的，但是冲动以后最容易受到惩罚。

不过这个时候，种出来的"庄稼"却是最好的。没有任何污染，

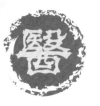
没有情绪上、饮食上的污染，没有生活压力带来的污染。如果去做流产，受外界的破坏，对身体影响就大了。我看过一些报道，学生在学校里怀孕了，自己就生下来了，既没有妊娠反应，老师也没看出来，她自己也没啥感觉，体质多强壮啊。

现在来找我调理月经量少的人越来越多，而且她们普遍很急躁，认为调理三两次，月经就应该正常了。但是，人流将子宫内膜损伤了，就如同将这块土地毁伤了，没有土地，怎么能让我帮你生产出东西呢？所以大家要知道，有些伤害一旦形成了以后，是不容易逆转的。

所以我一再告诫大家，人流对身体造成的伤害很大，除了易导致的六大症状，还容易损伤身体的免疫力。做过人流以后，一个是伤肾，一个是伤气血。可能原来你不怕风、不怕冷，每天精力充沛，体质比较强悍，但做完人流以后，就容易怕冷了，夜尿也开始增多，来月经时就开始有腰酸的现象，容易头晕、气血不足、肚子疼痛，月经不调了。

希望大家谨记人流带来的危害，女孩子们要保护好自己，不要等到疾病形成，再天天奔波去治疗这些疾病，这时很容易焦躁不安，于健康无益，悔之晚矣。

女性常见病

产后风

产后风：又称月子病、产后身痛、产后风湿痹证，是在分娩完成后，坐月子期间以及月子结

束后发生的一种疾病。因产妇分娩时体力过度消耗或出血过多，引起腠理大开、身体虚弱，风寒湿邪侵入所致。常见症状表现为怕风、怕冷、出汗及肢体关节疼痛、麻木、酸痛等症状，并在受风后情况加重，且伴有产后睡眠障碍、产后抑郁等特点。产后风常见于冬春、严寒季节分娩的女性，现代女性由于多用空调，于夏季也易出现相关症状。

提到月子病，就有很多人疑惑，说："外国人怎么没有月子病呢？为什么我们国人就有月子病呢？"我发现一个问题，就是我们国人与外国人有体质的不同和饮食习惯的不同。在国外其实也挺重视月子的问题，他们只是顺带地就交代了一些事情。比如产妇回家后要多补充一些营养，或者服用一些维生素等，当然他们交代的问题是从另一个角度出发的，和我们中国人的文化又不一样，有体质的不同，还有饮食、文化的不同，所以我们的方向也就不同了。即使同在中国，南北方在坐月子的要求和饮食上也有差异。

月子病为什么会出现？它容易带来哪些疾病呢？其实我在临床观察中发现，之所以产生月子病的原因，主要就是女性不管是剖宫产还是顺产，都要丢失气血。如果人气血不足，免疫力就会下降，应激能力也会下降，我们的形体应激能力和精神应激能力都会下降。如果精神应激能力下降，产后就容易焦虑、容易抑郁。如果形体能力下降，丢失了很多气血，就会导致出现虚的状态，容易产后受风。比如头部受风，会头痛；关节受风，接触了凉水，关节疼痛；腿部受风，腿疼痛；腰部吹了风，抱了小孩，腰部有劳损，腰部疼痛。由此可见，在最虚弱的状态下，就容易出现产后风。

还有人因为产后丢失气血过多，导致脱发。有句话说得好，发为血之余，也就是头发的营养主要靠气血来供应，所以我们发现，

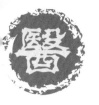

90% 的女性，生产完了以后都会有脱发现象。但是有 20%～30% 的人，脱完发以后没几天，自己就恢复了。因为这个人吸收比较好，丢失气血的伤害不严重。有的人过了月子期，或者过了整个产后期，甚至严重的有可能一辈子都在脱发。我碰到一些三四十岁的患者，说："医生，我从生完小孩就开始掉发，现在经常还是掉了长，长了掉。"还有人是产后脱发，但是没过多久就好了，这样人就是转化气血，转化得比较好。谁是生成气血的？脾胃！也就是她对脾胃的保护和修复得比较快。

比如有的人产后情绪不好，伤了脾胃，脾胃转化气血就不好，这个时候可能就很难恢复。还有人产后暴饮暴食，以为"吃得好，对母乳有好处，对小孩也有好处"。其实吃生冷的，包括水果，吃大鱼大肉，吃了很多补腻的、滋腻的东西，都会伤害脾胃。过了就伤脾胃，导致脾胃不能生成和转化气血，这样也会出现这种现象。古人有一句话：饮食入胃，游溢精气，便化而赤视之为血。言外之意就是你只要情绪别伤脾胃，饮食别伤害脾胃，脾胃好了，气血就足，就不容易出现脱发的现象。

除了会引起脱发，还会引起产后风。其实坐月子，主要就是为了防护风、寒这一类的问题。现代人不讲究那些，包括现代的医生也不讲究，被西方医学同化了。西方没有月子学说，他认为我们中国女性的体质也可以没有月子学说。但是请大家想一想，中国的饮食结构和国外一样吗？国外的饮食结构简单，而且又多是高热量的。而中国人吃的是五谷杂粮，每个家庭、每个成员吃的量的多少也有差异，有人偏爱蔬菜，但有人却更爱吃肉，一家人的饮食喜好都不一样，这样造成我们体质的不同，所以产后的应激能力当然也不一样。

现在的年轻人，有些也效仿国外的人，不坐月子。年轻医生不注意，我们年轻的患者也是，要求吹空调，只要不热，舒服就可以了，她也不管自己将来会不会出现问题。我奉劝一些年轻人，这个时候尽量少开窗，少吹风扇，少吹空调，这样产后风才能避免。

还有人产后容易出现焦虑和抑郁的问题，这是因为产后丢失了太多气血，除了形体的应激能力下降以外，精神的应激能力也下降了。这个时候，就容易出现产后焦虑、抑郁的问题。比如，平时可以正常地休息，但是现在一晚上要起来喂小孩母乳两三次，把正常的睡眠时间给打乱了。那睡眠不好，是不是就容易产生焦虑和抑郁呢？会的！多了一个新生命，家里老人过来辅助产妇坐月子，结果文化观点不同，养育小孩的观点也不同，会产生一些分歧，这时候情绪上的波动，也会导致产生产后的焦虑和抑郁。

产妇在这个最虚弱的状态下，需要的是老公的关怀。假如老公比较忙的话，他不在你的身边，那你是什么样的感觉？或者在你的身边，他不能去帮你提供更好的照顾，或者是照顾了，你不满意，这个时候也会产生产后的焦虑。

有很多人问："丢失气血会出现这么多的问题吗？"我告诉大家，我们平时献血量是200～400毫升。当我们献到400毫升的时候，体质不好的，免疫力就会有点下降了。那你知道产后女性要丢失多少血量吗？大概的量是500～1200毫升，都会突破我们身体的极限量，你说这个时候身体的应激能力会不会下降呢？肯定会的！所以女性产后还是要矫情一点，这个时候尽量不要碰凉水，也不要过于去补，情绪方面要学会控制一点，尽量让自己的母亲过来或者是去月子中心，这样更科学和合理一点。

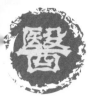

病例：

　　黄女士是产后 2 个月在家人的陪伴下来就诊的，当时深圳刚入秋。深圳的初秋气温还偏高，是大家都穿短袖的天气，黄女士却包裹得很严实，除长袖长裤外，额头上裹着月子头巾，还穿着外套和棉鞋。据黄女士描述，自生完孩子后，总感觉全身不舒服，也说不出哪里有问题，就好像关节和肌肉都很僵、酸胀，尤其是手指关节和膝关节，经常一阵阵刺痛，活动很不爽利。除此之外，人特别怕冷，出虚汗多，尤其是晚上，床上要另外垫毛巾，不然出汗太多，床单都会湿透，每次出完汗全身冰凉。最近这段时间，可能是跟深圳入秋气温有所下降有关系，总感觉额头像开了窗户一样，一个劲往里灌冷风，带上月子头巾之后，才感觉好一些，再加上腰背也酸痛厉害，所以，出月子就赶紧到医院产后复查。医生建议抽血化验，因为类风湿免疫 4 项都正常，所以医生考虑跟产后体虚有关，建议吃点中药调补下，经朋友推荐，来找我调理。

　　黄女士的身体是很明显的产后风症状：生产的过程中，产妇体力消耗过度或出血过多，会引起人体腠理大开、身体虚弱，抵抗力差，我们说"正气存内，邪不可干"，此时，产妇体内正气不足，风寒湿邪就最易趁机侵袭人体，邪气入体后气血运行失常，就会出现一系列产后风的相关症状。产后风患者最早表现出来的症状就是怕冷和畏风：一些产妇因为生产后体虚，就容易怕冷和畏风；还有一些因为失血过多导致血虚内热，初期表现出怕热的情况，但实际是因为气血不足导致的虚热，这个时候一贪凉，不注意保暖，就容易风寒湿邪入体，也出现怕冷和畏风的情况。出现怕冷和畏风的情况之后，如果没有及时地注意和调理，人体就会出现关节疼痛。产后风还有一个明显的症状就是虚汗多，这也是因为产后身体虚弱，

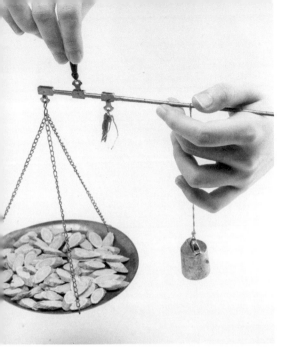

气血不足，身体固摄能力失调所致。

结合黄女士的症状，以及她舌苔薄白、脉濡细，我考虑她是外感风寒证的产后风，所以用药：

独活15克，桑寄生10克，秦艽10克，防风10克，细辛6克，当归10克，白芍10克，熟地10克，桂枝10克，茯苓15克，杜仲10克，川牛膝10克，生晒参6克，甘草6克，黄芪50克，络石藤15克，海风藤15克，鸡血藤15克。7剂，水煎煮。

同时，隔天温针灸调理疼痛明显的部位，连续5次。

除用药加温针灸调理外，我还交代黄女士，一定要注意保暖，尽量避风、避寒，尤其是洗头洗澡后要立刻擦干吹干；饮食上适当补充营养，可以吃一些优质蛋白比较丰富的食物，像鱼类、禽类等，或者吃一些好吸收、养脾胃的食物，比如小米粥、面条等。辛辣、刺激、生冷，包括水果等食物，一定要忌口；适当活动，产后的女性身体关节灵活度，肌肉韧性、弹性等相对较差，再加上气血不足，受风受寒，经脉容易瘀阻不通，适当地活动，循序渐进地伸拉舒展，能减轻身体的疼痛，尤其是腰背的疼痛，有助于身体气血的运行，帮助身体早日康复。

除交代黄女士之外，我也向陪同黄女士来就诊的家人特意叮嘱：产妇生产后体质变差，很重要的一个原因就是带孩子劳累所致。刚出生的婴儿容易哭闹，喝奶和清洁卫生的频率比较高，带孩子的人

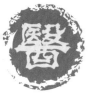

很难休息好，如果产妇自己带孩子，长时间休息不好，再加上身体的各种不适，人的情绪很容易失控，有些人就会出现产后焦虑，甚至是产后抑郁，作为家人，一定要理解产妇产后期间情绪失调的状态，同时，尽量让产妇减少亲自带孩子的时间，让产妇能休息好，只有休息好了，身体才能慢慢养好。

在用药和针灸治疗后，黄女士的症状有了明显好转，在此基础上，我结合黄女士的症状变化，在原方上继续加减用药，连续用药3个疗程后，黄女士产后风的症状基本消失。

产后风是门诊上比较多见的一种疾病，近年来，产后风患者合并产后焦虑、产后抑郁等症状的有很多，除西医上认为的产后相关激素指标变化，导致患者心理阈值、应急能力下降有关之外，在中医看来，跟产妇产后体质差，身体没有恢复好，又太过劳累有很大关系。因此，有产妇的家庭，家庭成员除多帮产妇分担照顾婴儿的相关事情外，还应多关注产妇的身体问题，了解产妇的生理状态，有不适及时调理，避免产妇因为生理的不适导致或者加重心理的压力。

新生命的到来带来的都是喜悦，而母亲，承担了喜悦背后大部分的不易。临床中，产后风除了有外感风寒证之外，还多见血虚证、肾虚证以及血瘀证。血虚证伴有面色萎黄、头晕心慌、舌淡、脉细弱等症状表现，我

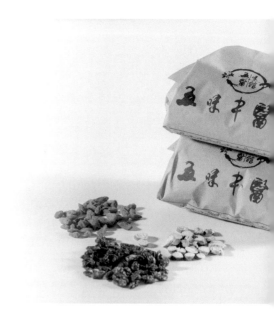

多用归脾丸、天麻丸加减治疗；肾虚证多伴有腰酸、足跟疼痛、头晕、耳鸣、舌淡暗、脉沉细弦，我多用养荣壮骨汤加减治疗；血瘀证往往伴有肢体关节疼痛较重，痛有定处，麻木，屈伸不利，恶露量少，舌暗苔白，脉弦涩表现，我多用身痛逐瘀汤加减治疗。

无论哪种证型，无论如何用药调理，生活习惯上加以注意，以及产妇能保持好心情，并能休息好都是很重要的，如果家庭成员无法给到产妇生活上细心的照顾，分担她带孩子的压力，治疗的效果往往不尽如人意，而且，症状容易反复，时间久了，还容易成为陈年旧疾。

妊娠恶阻

妊娠恶阻：是指妊娠后出现恶心呕吐、头晕厌食，或食入即吐者。

女性的妊娠恶阻，相当于怀孕呕吐。妊娠的时候，很多女性会出现这种症状，基本 10 个人中有 9 个人会出现，但是真正严重的，只有 1/3，甚至是更少一部分，1/4 的人是从怀孕初期到生小孩，基本是汤水难进，每天靠在医院里打吊针来度日，勉勉强强十月怀胎。甚至到分娩的时候，才停止吊针。

妊娠恶阻，它形成的原因是什么呢？又该如何去预防呢？我在临床中总结有两点最常见的原因：一是情绪，二是脾胃虚弱，也就是脾胃虚寒。女性最好在怀孕之初，就去调理一下体质，将之调到最佳状态。女性在怀孕前，也要调整好情绪。情绪不佳，容易诱发慢性咽炎，中医叫梅核气。有慢性咽炎的人最容易发生妊娠恶阻的现象，也就是妊娠呕吐。

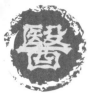
我们发现，随着女性年龄的增长，出现妊娠反应的现象会越来越严重，为什么呢？因为年轻人20多岁时，情感上特别单纯，体质也是最佳状态，很少受到饮食、情绪上的影响，所以脾胃功能也比较强壮。这就是说，年龄越小，妊娠恶阻的现象越少，随着年龄增长就越来越多见。当然也有特别虚弱的人，她会更严重一点。

每个人的症状表现各有不同，有的人可能只有妊娠轻微的反应；有的人只是在3个月以内有症状，比如见着某种食物容易呕吐，见着肉类呕吐的偏多一点，但过了3个月以后，什么都可以吃得下了；有的人整个妊娠期都偏严重；还有人对某种食物有偏嗜，比如有人喜欢吃辣，有人喜欢吃酸，还有人整个妊娠期就喜欢吃水果。但是吃水果过多，容易引起妊娠糖尿病。我们说这些都是属于疾病的状态，按道理有轻微的或者没有症状，才是正常现象。

治疗上，以半夏泻心汤来加减，这是我的主要治疗处方。去掉黄连，然后首选这几味药，再加上砂仁、苏梗、白术。用这个方子，在临床中有效率很高，很多人吃3~7剂药，基本就能减轻很多。当然也有特别严重的，效果微乎其微。毕竟是在妊娠期，我建议吃10天，最多半个月左右就不建议继续吃了。一般管用的话，都是7天左右效果就很好了。有个别人，15天不管用的，也会起到一些效果，我们中病即止，见效就收。

注意事项上，除了在怀孕初期注意好情绪的调摄，还要注意保护好脾胃，使脾胃不要太过于寒凉，减少摄入生冷的、难消化的食物，生活起居有规律，不要熬夜，平时多运动，增强体能。体能上来了，怀孕的时候，这种妊娠呕吐的现象也会减少很多。

妊娠出血

妊娠出血：是指在妊娠期间，阴道里有少量血排出，即先兆临产。

妊娠出血，西医叫先兆性流产。在临床比较多见，能达到30%的怀孕人群会出现这种现象，甚至有的人是整个妊娠期都会有血。出现这种现象是什么原因造成的？应该注意些什么呢？

不知道自己怀孕，在怀孕的那几天如果过度劳累辛苦了，或者干了不合时宜的事，这个时候会造成一些出血的现象。饮食上不节制，吃了辣椒或者易滑胎的食物，比如薏苡仁、蟹，或吃多了寒凉和冰冻物，影响了子宫环境，都会容易造成这种现象。还有人是先天性的，比如体质比较虚，还有人之前做过流产，伤了内膜，也容易造成先兆性流产的现象，也就是容易见红、出现出血的现象。

它的症状，就是出血。在临床中，我治疗过各种原因导致的妊娠出血，有效率能达到90%以上。如果有人出现这种症状，用中药治疗，效果更好一点。

有种中药叫苎麻根，加点养血安胎的药物，再根据情况辨证一下，有热性的，加点黄芩；如果有脾虚的，加白术；如果是情绪不好的人，加点苏梗；如果脾胃、肠胃不好，加砂仁；伴有肾虚的，用点川断和杜仲，加点桑寄生。在这几味药上，交替着去用，临床有效率是很高的，治疗的时间，一般3~7天，就能收到较好的效果了，出血的情况基本都能止住。

当然也有人是宫腔内有一些积血，这样的人可能伴随着整个孕期，出血都会滴滴拉拉的，这种情况要做了B超才能确诊。如果出现这种现象，用了7天药，效果不好，就没必要继续用了。

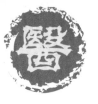

肥胖（腹大臀大）

肥胖：是以体重大、脂肪堆积过多而导致的一种状态。

现在肥胖的人越来越多，特别是肥胖的女性，多是腹大臀大。通过临床总结的经验，我发现有两点原因：一是脾虚带来湿气重，因为脾是运化湿气的；二是和寒有关系。以这两点病机为主。

生活中什么原因会导致出现脾虚呢？暴饮暴食，常吃生冷的和寒凉之物会伤脾，还有情绪上的波动，如经常爱生闷气，性格比较急躁，久而久之也会伤害到脾胃。脾胃伤了，慢慢地，要么人消瘦，要么就特别肥胖。因为情绪伤了脾，导致脾运化失调引起的肥胖，这样的人也较多。所以，情绪不单单会引起消瘦，也会引起肥胖。另外，饮食上暴饮暴食，喜欢喝碳酸饮料，这都会让我们的肠胃变得偏大。本来我应该容纳 1 个馒头，结果我吃了 3 个或者 5 个，超量的结果就是慢慢地把胃撑得很大，久而久之，胃的容量就会增大。同样的道理，我们的腹腔也慢慢地变大了，这样就会引起肥胖症的出现。

为什么寒也会引起肥胖呢？因为当体内有寒凉了，身体就需要一些脂肪来包裹这个寒凉，达到平衡。脂肪是热的，脂肪多了把寒凉包裹住，人才不会怕冷。也就是越吃寒凉之物，越容易出现偏胖的体质。有人喜欢喝冰啤酒，喜欢喝冰冻的水、冰箱里的饮料，喜欢吃冷藏后的水果，久而久之，这个人就慢慢地大腹便便，有人叫啤酒肚，就是吃冰冻物过多的缘故。

摄入寒凉的、冰冻的食物后，热胀冷缩的原理，它还容易让你的脾胃功能下降。脾胃是帮助运化和代谢湿毒，能运化水谷和水液，如果它僵化住了，还能运化吗？运化不了，食物堆积在体内，慢慢就会形成肥胖的体质。

　　肥胖的表现也各有不同，有的人胖在脸上，肥嘟嘟的，有点富态相。有的人胖在全身，整个形体发福，人比较壮实，比较结实，这样看上去还好一点。有的人则是胖在肚子和臀部，还有腿上。每个人胖的点各有不同，根据这个情况，我在临床治疗的方案也各有不同。

　　如果因为情绪的话，要疏肝来健脾、调解，比如用舒肝和胃丸，这是我平时针对肥胖调理的。如果是脾胃虚寒，长时间喜欢吃寒凉的和生冷的，伤了脾胃，出现虚寒体质，变得有点偏肥胖，阳气不足型的，我用的是理中丸，这个效果比较好。女性因为生完小孩，肚子大了导致的宫寒，或者是平时喜欢吃寒凉物导致出现的宫寒，肚子、臀部都肥大的，我用的是温经汤，针对女性，这个效果也是特别好的。腿变粗也和下焦虚寒有关系，男性也配合用温经汤，是没问题的。我针对不同情况拿出的治疗方案是不同的，这个并不能很快改变，因此平时的治疗过程，一般都需要调理3~5个月。

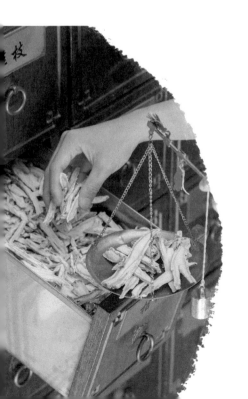

　　很多人喜欢吃减肥产品，有的人吃了，可能针对他的体质是对症了，但对别人就不一定对症了。所以，同一种减肥产品，有人吃了有效果，有人没效果，有人吃了不仅没效，反而有害健康。我的建议是，尽量不要吃减肥产品。因为它易引起身体的失衡，容易出现一些伴随症状。女性在减肥的过程中，有人

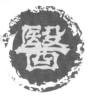

出现贫血、晕倒、月经不调等症状，还有人出现体质功能下降和肠胃功能损害。所以，减肥产品不要随意吃，还是要因人体质，找医生辨证后治疗为好。

有人问："针灸减肥是不是效果挺好的？"针灸减肥确实是不错的，因为它属于绿色疗法，对人体不会有害处。而且它能提高代谢的功能，提升脾胃的机能。针对有宫寒的人，我可以通过艾灸、针灸来配合，有机结合，达到整体治疗的目的。

当然平时一定要控制好饮食，我们应该注意些什么呢？高糖的、寒凉的、油炸的食品，这些都要减少，还要控制食量，不要暴饮暴食，这是最重要的一点。晚饭能不吃就不吃。这属于过午不食，是古代道家和佛家养生的观点。过午不食对人身体特别有好处，让脾胃功能得以休息，慢慢地，它的代谢功能和运化功能就会增强。因为一日三餐，每天暴饮暴食，都是在加重脾胃的负担，那它的功能肯定会越来越弱。

人胖多是痰湿体质，和脾虚有关系，脾又是运化湿气的，也就是湿气也会让我们偏肥胖，怎样才能减少湿气呢？主要靠运动来排泄湿气。吃山药汤、冬瓜汤、薏苡仁汤之类，只能是杯水车薪，所以还是建议多去运动为好。生活之中，只要把以上事项注意好，那肥胖就能得以减轻了。

现在孩子从儿时开始肥胖的越来越多，多是因为父母没有管控好他们的饮食，又没有合理地去锻炼。很多小孩基本都是两点一线，学校、家里，回到家里就做作业了，一天的运动量特别少。当然现在教育体制在改革，运动开始列入比较重点的项目，逐渐在加强。但是我们自己，也得要学会控制饮食，早睡早起，不要熬夜，减轻对脾胃的伤害，有效预防肥胖的发生。

症瘕（巧克力囊肿）

巧克力囊肿：属于中医的"症瘕"范畴，一种良性肿瘤，也叫卵巢子宫内膜异位囊肿，属于子宫内膜异位症的一种病变。部分患者无任何症状，也有患者表现为腹部疼痛、痛经、盆腔疼痛、月经异常、不孕等，症状特征与月经周期密切相关。因为囊肿主要是由脱落的子宫内膜和无法排出的经血组成的，久而久之，看起来色如巧克力，所以也称为巧克力囊肿。

女性之所以有月经，从现代医学上讲，是因为受到雌、孕激素交互影响的结果。雌激素使子宫内膜生长，孕激素使子宫内膜脱落。也就是说，子宫内膜的生长和脱落建立了我们的月经周期。巧克力囊肿跟月经又有什么关系呢？巧克力囊肿又叫子宫内膜异位症，为什么叫"异位症"，是因为子宫内膜长到不该长的地方 —— 卵巢上。因为内膜仍然受卵巢雌、孕激素的周期性影响，所以当来月经时，卵巢上的异位内膜也会出血，脱落的异位内膜与"经血"无法完全排出体外，在卵巢内会积聚成为囊肿。所以囊肿里的血液并不新鲜，每一次来经都会积累一些"经血"，时间久了，陈旧的血多了，囊肿里的血液颜色看起来就像巧克力的颜色一样，所以我们也称为巧克力囊肿。

有些患有巧克力囊肿的患者没有任何不适，是在做体检时查出来的，或者是因为不孕，做孕检时发现的。大部分患者会表现有月经前腹痛，程度有轻有重，轻者可能类似正常月经时下腹有坠胀感，往往会被患者误以为是痛经，这也是这类问题容易被忽视的原因。

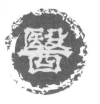

病例：

岳小姐婚后两年未孕，刚开始也没太在意，直到近来被婆婆催生，夫妻俩到医院检查，才发现岳小姐左侧卵巢肿大 71 毫米 × 56 毫米。医生建议手术。岳小姐因为一直未孕，担心手术会影响以后备孕，所以来找中医调理。

因为岳小姐的囊肿偏大，就诊时我告诉她，可以试着先调理一两个周期看看，如果囊肿有减小，后面就继续保守治疗，如果囊肿没有减小，甚至还有继续增大的现象，也可以先手术，术后再调理身体，备孕。

岳小姐的月经量一年多以来一直偏少，偶尔伴有左下腹痛，每次经前都会出现乳房胀、刺痛，在压力大或心情不好时会加重，有经期大怒和偏头痛的情况。岳小姐形体偏胖，面部出油多，口苦有异味，小便偏黄，大便黏滞不爽，失眠、多梦，舌红苔薄脉数细，我考虑是湿热阻络型的癥瘕（巧克力囊肿），遂用药：

苦参 12 克，贯众 30 克，狗脊 25 克，当归 15 克，黄柏 18 克，赤芍 12 克，野菊花 30 克，穿山甲 8 克（先煎），薏苡仁 30 克，蒲公英 30 克，地丁 12 克，丹参 15 克，金银花 30 克，10 剂，水煎服。

（备注：穿山甲是保护动物，临床也可以用蒲公英 80 克，薏苡仁 30 克，赤芍 20 克，丹参 20 克，陈皮 15 克，肉桂 15 克，三棱 20 克，莪术 20 克）

我告诉岳小姐，此方每次经后服用，连续两个月，待月经结束后去做检查，查看囊肿的变化，再结合囊肿的变化情况，看是结合西医手术治疗，还是继续中医调理。另外，我交代岳小姐，生活习惯一定要保持健康。首先，饮食尽量清淡，尽量少吃或不食过于油腻、重口味或者偏凉的食物；做到早睡、不熬夜，少刷手机；尽量保持心情舒畅，适当活动。工作压力大或者心情不好时，可以坚持每天慢跑或游泳 45～60 分钟，如果太忙，最好也能保持每周至少 3 次超过 45 分钟有规律的运动量。健康的饮食习惯和好的睡眠，能有效地调整我们的生理代谢，适当活动，能让身体气机调达，对女性的亚健康问题，尤其是睡眠、乳房系统、生殖系统都有很好的调节作用。在这里，我也建议所有有亚健康症状的朋友，当身体出现不适，就医当然重要，最重要的还是在一日、一餐生活习惯的调整上，这些习惯调整能达到的效果，甚至比用药还要好。

岳小姐连用两个疗程后，在第 3 个月月经后去检查。再来复诊时告诉我，囊肿是 48 毫米 ×45 毫米，明显变小。岳小姐本人对囊肿变小也很高兴，告诉我说，虽然之前我有安慰她，让她不要太过焦虑，但是毕竟还没有生育，所以一直也很担心，直到这次检查结果出来，才真正对中医有了信心，也才真的放下心来。我告诉岳小姐，虽然囊肿变小，但是，我之前交代的那些注意事项，仍然要继续保持。我们的目的不单单是治疗巧克力囊肿，准备怀孕，更希望有一个健康的身体。

后续的治疗中，我根据岳小姐的情况，经前疏肝理气、活血化瘀，经后清热祛湿、软坚散结，以此作为调理岳小姐身体的治疗原则。同时，我告诉岳小姐，可以正常备孕，怀孕后，停止用药就可以了。

巧克力囊肿虽然是一种肿瘤，但它是良性的。所以在治疗中，我们有一定的选择余地，可以结合患者本身的状态来决定治疗方案。如果囊肿很大，患者很焦虑，临床中可以选择中西医结合治疗，西医做卵巢囊肿剥除术，中医再来调理身体，避免后续再出现囊肿，

第三章 摸得见的常见病

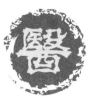

同时，也做好孕前的身体调理。如果囊肿不是很大，或者囊肿偏大，但是患者本身对中医接受度高，对西医手术顾虑比较多，也可以先中医调理，但是要注意的是，随时观察囊肿大小。一旦用药效果不明显，囊肿变化太快，也还是要做好患者的安抚开解工作，让中西医的优势结合起来。

医生和患者是协作关系，中医和西医也并不冲突，很多疾病在治疗过程中，想要取得好的效果，不单单只靠某一方面的努力，多方面的配合也很重要。另外，老话常说：常年有症状的疾病，往往和先天体质以及后天不良的生活习惯有关，先天条件没有办法去补救，我们能做的，是后天好好养护，饮食健康一些，心情舒畅一些，腿脚多活动一些，让身体这部复杂的机器，用得更久一些，出问题更少一些。

不孕不育

不孕不育：是指育龄夫妻有正常性生活1年以上，没有采用任何避孕措施的情况下而没有怀孕。主要分为原发不孕及继发不孕。原发不孕为从未受孕；继发不孕为曾经怀孕以后又不孕。

现在来找我看不孕不育的人越来越多，这是什么原因导致的呢？我大概归纳了3点最常见的原因：

第一，70%的人，是因为之前做过人流，不小心伤害了子宫，破坏了内膜。

第二，宫寒，有20%～30%的人，看病时说是不孕，一些中医不能正确分析的时候，就会说你是宫寒。因为宫寒的人，确实越来越多见。不管是为备孕还是来调月经，从宫寒来论治的话，我经常用一个方子叫温经汤。这个有效率特别高，基本10个人，有7~8个人用这个方子可以调好，那也说明，现在宫寒的原因确实占到了不孕不育的很大部分。

第三，就是因为情绪紧张，这样的人占到了10%。给人调理备孕的过程中，我说大概的规律是3~7个月能有效果，60%的人3个月以内就能怀上，还有20%的人需要7个月，剩下20%没效的。当有人调理了7个月还没有怀上的时候，我说："你休息一下，可以去外边旅旅游。"结果有很多例，在这个休息的过程中就怀孕了，这样的人占到了10%。所以说，人特别焦虑紧张的时候，也不容易怀上。

人流带来的后果非常严重，即使人流的时间已经过去10年，依然对你会有影响。做过人流的人，有80%的人容易出现不孕不育、习惯性流产、胎儿停止发育、宫外孕等。还有人会引起月经不调的问题，然而也有人做了3次、5次人流，甚至更多次，身体也没有任何异样的表现，只是这样的人，毕竟是少数。

有很多人不明白，为什么人流就容易导致不孕不育呢？我在前面的内容中仔细讲过，人流清宫最易伤害子宫内膜，而内膜却不容易再生，特别是面积较大、破坏严重的情况下，伤痕累累的土地上如何长出庄稼呢？而且，有很多人做完手术后也没有正确护理，做完手术后最避讳的就是吹风、受凉，因为这是身体最虚弱、抵抗力最弱的时候，一定要防护好，但也不要一直卧床休养，要及时起床走动，让血液循环加快，避免粘连，还能促进伤口愈合恢复。

说到宫寒，本书中也讲过很多次，主要是嗜食冷的、冰的、生的，或者是水果，吃得过多都会损伤我们父母给的先天的阳气，慢

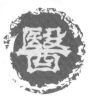

慢地子宫的寒冷就失去了平衡。

按道理，人小的时候是纯阳体质。天之大宝，只此一丸红日；人之大宝，只此一息真阳，这个真阳指的就是腰腹的热量。假如此处的热量慢慢变得寒了，那我们的体质就慢慢发生了变化。上面有热的时候循环到下面，下面有寒的时候循环到上面，所以年轻的时候，不管吃热的、吃凉的都没有感觉不舒服，但是当我们到一定的年龄，20岁以后，身体平衡开始维持不了了，出现上热下寒体质的就越来越多。吃点上火的，上面就有热气；吃点寒凉的，下面肚子又不舒服。所以我发现，现在社会因为冰箱、空调带来的，导致上热下寒的体质是越来越多见，也就是导致女性出现宫寒或者月经不调的人越来越多。

冰凉之物很多人能了解，但说到水果，可能多数人不认为它是寒凉之物。还有人问我："我也不吃冰的，怎么还宫寒呢？"我问她："你平时吃水果吧？"她说："经常吃！"我之前给大家讲过，水果属于生冷之物，而且很多水果都是高糖的。生的东西，就要吸收你子宫里很多热量，来把它腐熟，并消化吸收掉。万事万物都是平衡的，当你摄入太多生冷寒凉之物，打破平衡，就会导致宫寒的出现。

至于情绪和精神紧张带来的不孕不育，我们要学会调整和放松自己。有很多人来找我调理不孕不育，我会告诉他：3～7个月的调理时间，80%的有效率，20%无效。但是这20%无效的，如果你按照我的说法去做了，对你的身体是大有好处的，将来你也可以去做试管，成功率也会高一些。

很多人不管不顾，也不调理身体，直接就去做试管了，她认为做了就能成功。我告诉大家，试管的成功率并不高。按照我的调理，有80%的有效率，这就非常高了。我们要去做试管，也得要先调理好这块土地，让它适合种出庄稼，这时候再去做，成功率又提升了很多。在调理的过程中能不能做试管呢？是可以的！在医生的正确指导下，是可以服用一些中药的。

希望大家能以放松的心态来对待怀孕之事，不要过于紧张和焦虑。有句话说得好：有意栽花花不发，无心插柳柳成荫。是缘分，终归是你的，到最后都会来到，不管需要多长时间，只要你坚持不懈，并把身体调理好，保证健康的体质，你就一定会心想事成。

崩 漏

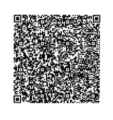

崩漏：一种妇科常见的病症，多属于疑难杂症类。是一种以女性经期出血量多、量大或出血时间过长（7天以上）的病证。其发病急骤，暴下如注，大量出血者为"崩"；病势缓，出血量少，淋漓不绝者为"漏"。崩和漏虽然出血的情况不同，但是在发病的过程中，两者常常会互相转化。如"崩"后血量渐渐减少，可能转化为"漏"，"漏"势得不到控制，慢慢发展又可能变为"崩"，所以临床中，常将"崩漏"合并在一起。崩漏可发生在月经初潮后至绝经的任何年龄，足以影响生育，危害健康。本病证相当于西医病名无排卵性功能性子宫出血。

崩漏多发生于青春期以及更年期的女性，部分中年女性的崩漏和节育环有关。与节育环有关的崩漏患者，在上环后5个月内没有明显好转，仍然伴有出血或腹痛，一般会建议取环，取环后会慢慢恢复健康。非节育环导致的崩漏，大多数需要药物调理改善，才能

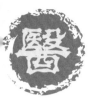

慢慢恢复健康。崩漏如果没有引起重视，尽早干预，患者会因为出血过多，出现面色苍白、神疲体倦、气短懒言、不思饮食、四肢冰凉、腰痛、小便黄等症状，长此以往会导致贫血、虚脱。所以，这类崩漏持续比较久的患者即使崩漏的症状有所改善，后期也是需要继续调整身体，增强体质，提高免疫力。

我在临床中发现，崩漏的症状表现各有不同。来月经的时候，出血量过大，且势猛，我们叫"崩"，就像雪山崩塌一样。而月经期持续时间比较长，有人 10 天，有人 15 天，甚至有人整个月都淋漓不断，这叫"漏"。崩漏也有规律：在年轻女性中，"漏"偏多一点。年龄大一点，尤其是在 47 岁的时候，"崩"多一点，也就是量大偏多一点，这是一个规律，也是我临床看诊过程中总结的一个小的现象。

关于治疗方案，我主要用两个方子来加减。临床中，如果经血颜色黑、血块多的，我选用温经汤偏多一点。温经汤加上仙鹤草，仙鹤草加到 60 克，对带有血块、颜色黑，而且是淋漓不断的症状，效果特别好。淋漓不断，也就是崩漏里的"漏"偏多一点的，这个是我首选的方。其实温经汤加上仙鹤草，对月经颜色黑、伴有血块的，不管崩和漏，均有效果。

但是有一类气虚型的，伴有脾气虚、肾气虚都有的，而且经血颜色比较淡的人，我的经验方主要有以下几味药：党参、黄芪、川断、血余炭、熟地，还有乌贼骨、煅牡蛎、白及加上茜草炭、甘草。这是我临床中最常用的，我给它起名叫止血方。有效率也很高，用 3 剂效果就很好了。对经色较淡而且滴滴拉拉，时间比较长，或者是崩，没有血块，颜色也比较正常，我均用这个主方。从药物的组成可以看出，它侧重于气虚，尤其是脾气虚弱偏多一点。有人问："项医生，它是不是还有宫寒的原因啊？"宫寒带来的，我用的是温经汤，代表着有血瘀症状，是血瘀带来的崩漏。"那有血热的呢？"我是在止血方的基础上，加点栀子。这个方子效果非常好，有效率达到了90%以上。

治疗崩漏，用药的时间也是有讲究的，比如有"崩"的人，要提前去用药，需提前3~7天。如果是"漏"的话，就在月经期用。

西医治疗的话，主要用一些激素来调节，严重的时候，用止血或者用一些补液体。再严重点，做手术，做刮宫、清宫，把内膜厚度变薄，月经量就会少了。但是我们发现，效果不持久，管两三个月，慢慢随着时间推移，内膜又开始增厚了。这个治疗时间比较长，效果也不太好。

日常生活中，有血瘀的人，要调整好情绪，少吃寒凉、生冷之物；因为气虚，要增强体质，不要有伤害脾胃、伤害肾气的行为；血热型的，少吃些辣椒，少摄入热性的、油炸的食物，热迫血妄行，容易导致崩漏。

病例：

庄女士45岁，来诊时面色暗黄，气色很差，整个人看上去像50多岁的样子。庄女士自述近两年月经非常不规律，时而提前，时而推后，经量很大，尤其是经期前3天，夸张的时候不到1小时就要换卫生棉，每次来经7~10天。陆陆续续也有看过医生，止血的中药西药都有吃过，但是都是吃的时候有用，停药又会复发。近3个月因为明显感觉体虚乏力，睡眠易醒，健忘，再加上头上的白头发突然多了很多，到医院检查，血红蛋白70毫克/升，医生告诉她贫血明显，需要重视身体，好好调整，遂经朋友介绍前来就诊。

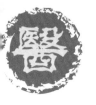
了解庄女士的症状，再结合她脉象弦沉，舌淡胖苔薄白，四肢伴有轻微水肿，腹胀，胃口不佳等情况，我诊断她是脾气虚型的崩漏，因为来诊时刚好是经期第4天，就直接用了针对止血的处方：

黄芪20克，党参20克，川断炭15克，血余炭30克，熟地10克，煅牡蛎30克，乌贼骨30克，乌梅炭10克，茜草炭10克，白及10克，甘草6克，阿胶10克（冲），5剂，水煎服。

并交代庄女士，用药期间如果月经干净了，药继续服用完，且用药结束后复诊。

庄女士在吃第3剂的时候，月经就结束了，再复诊时，我告诉她，她之所以出现崩漏，以及身体总感觉提不起劲，胃口也比较差等情况，主要原因跟脾虚有关。我们都知道脾主运化，其实脾还主统血，统血是指统摄血液在经脉中流行。因为庄女士现在脾比较虚，统摄血液的功能自然减弱，于是就出现了崩漏。

会出现脾虚，甚至因为脾虚导致出现崩漏，一定是有一个长期的损耗过程。那么，哪些不注意的问题会导致人体出现脾虚呢？脾虚的人大都跟一些长期的生活习惯有关，有的人体质本来就比较差，如果饮食上不节制、不忌口、不规律等，就很容易影响脾的功能。再就是过度的劳累、忧思等，也是诱发脾虚的潜在因素。所以我们日常生活中就要注意以下几点：第一，饮食有节。脾喜燥恶湿，脾虚的人运化水湿的功能会比较弱，这也是庄女士有轻微水肿的原因。同时，湿邪内蕴，又容易困脾，导致脾的病变。所以，日常饮食中就一定要注意忌口生冷等损伤脾的食物。第二，心情舒畅。中医说"思则气结"，是指思虑过度容易导致脾气郁结，脾气郁结就容易造成脾的气机运行发生阻滞，影响脾的功能。

因为庄女士的崩漏跟脾虚有关，所以临床用药不能单单只是止血，还需要健脾。在跟庄女士沟通的过程中，我知道她以前工作比较忙，经常饥一顿饱一顿，长期的不良生活习惯，对脾胃伤害比较大，所以一直都有胃胀、气色差的问题。再加上1年前唯一的女儿远嫁到上海，她总担心女儿会不会因为远嫁受委屈，会不会因为身边没有朋友、家人而感到孤独，会不会水土不服……这些担忧郁结于心，近1年来，她的睡眠和胃口也越来越差。

长期的饮食不规律，是导致庄女士脾虚的主要原因，再加上因为女儿远嫁忧思过度，脾气郁结，所以出现崩漏的症状。对于庄女士的这种情况，关键的治疗方法还是在她自己身上。我建议庄女士除了用药健脾疏肝外，首先要做的就是调整好饮食习惯。要养好脾胃，生冷食物是一定要忌口的，包括水果也建议不食或少食，如苹果、桃子可以少量温热后食用，梨、西瓜等寒凉的水果，就必须要忌口了；另外，饮食中，可以增加小米、红薯、玉米、山药、扁豆、大枣等养脾胃的食物。当然，最重要的，是饮食要规律，尽量做到少食多餐，减轻脾胃的压力。其次，心情舒畅，避免肝脾郁结，可以帮助身体更好地恢复健康。我建议庄女士夫妻俩可以考虑到上海住一段时间，或者让女儿女婿来深圳住一段时间，心结打开了，思虑放下了，对庄女士身体的康复也有很大帮助。

我交代庄女士，每次来经第3天，可以吃3~5剂止血方，月经结束后，再吃1周的健脾疏肝方，坚持3个月后再来复诊。我给庄女士开的健脾疏肝方如下：

柴胡10克，香附12克，白术12克，茯苓12克，当归10克，川芎10克，白芍10克，熟地黄15克，甘草6克，菟丝子12克，

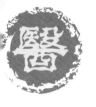

黄芪20克。

大概半年后，再见到庄女士的时候，她的精神状态好了很多，她告诉我，她崩漏的问题已经明显好转，饮食和睡眠也有所改善。这次她们夫妻俩刚刚从上海回来，所以想再来看看，继续调理一下身体。她还跟我说，她们夫妻俩已经和女儿女婿以及女儿婆家父母商量好了，老人们资助小夫妻俩在她们小区再买一套房，以后双方的老人退休了，就轮流过去住，等有外孙或外孙女了，4个老人也轮流帮忙照顾。因为在上海一段时间，庄女士也能看得出来，女儿生活得很好，再加上对未来的退休生活有盼头，所以，也不像以前那么担心了，现在就想好好照顾好自己的身体。

崩漏的发生，大多不是急症，很多患者都是在月经问题慢慢加重后才引起注意。临床中，庄女士的这种情况是比较多见的，除了由脾虚导致的崩漏外，还有肝肾阴虚、脾肾阳虚等证型的崩漏，不同原因辨证不同，用药自然也不同。所以也建议大家，如果有出现月经量过多、月经淋漓不断、经期间出血等问题，连续出现3个月，就要及时就医。

身体是自己的，无论在人生哪个阶段，都应该爱惜身体，加

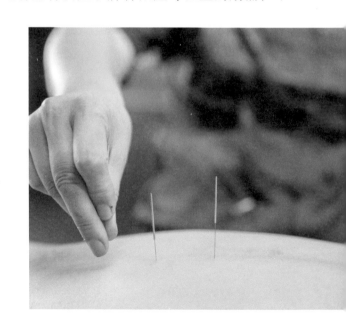

强身体的营养和锻炼，让自己远离疾病。同时，努力让自己保持心情舒畅，管理好自己的情绪，就算工作再累也要注意劳逸结合，就算心情再差也要学会宽慰自己。

闭经

闭经：是妇科常见病症，临床表现为月经停闭，生殖内分泌失调或低下，分为原发性闭经与继发性闭经。原发性闭经指年龄14周岁月经尚未初潮；继发性闭经指正常月经周期建立后，月经停止6个月以上，或按自身原有月经周期停止3个周期以上。

我们发现，随着人们的物质生活文化水平逐渐提高，女性闭经的现象却越来越多见。有年龄小的从开始初潮就不来月经；年轻的女性来了几年，到20岁左右不来了；有人提前，30多岁就没有月经了；有人40岁出头，还没有到更年期的时候，就要绝经了。越来越多人问我这个原因，也有很多人来找我调理。调理一段时间，有人又很急躁说："这个病怎么这么难调啊？怎么调理这么久还不来呀？"

在临床看诊的过程中，我大致归纳了几点原因，和课本上所说的内容还不完全一样。我发现闭经和宫寒有关系，不管饮食带来的，还是因外界原因受凉，寒凉的因素是排在第一位的。平时喜欢吃寒凉、生冷的东西，导致宫寒；或者是我们久坐湿地，久坐凉地；或者是冒雨涉水、蹚水、足部受凉，这些外寒和内寒结合在一起，会导致寒凉发生闭经。

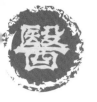
第二和情绪有关系。现代人生活压力在逐渐地增大，从小时候学习上的压力到走入社会有工作上的压力；再结婚，生了小孩，又有生活上的压力；将来等到父母老了，又有赡养父母的压力；人生病了以后，又有治疗的压力。好像每时每刻，女性都带着一些精神压力，情绪上自然受到影响，导致月经出现问题。

第三个原因是脾胃虚弱。月经是以血为本，脾胃又是后天之本，气血生化之源。脾胃如果不好，不能吸收食物转化成气血，那怎么能来月经呢？就如攒够钱才能买房子，攒够血才能来月经。气血不足，当然不会来月经，所以它和生成的不足也有关系。

第四，和肾精不足、冲任失调有关系。这是先天的问题，和先天遗传有关系。比如母亲在40岁就绝经了，或者母亲原来就有月经不调的现象，3个月来1次，那女儿可能也会出现这种现象。咱们中医说，肾气和先天是有关系的，中医叫冲任失调。

除了以上常见的病因，有没有人为性的因素呢？人流也是导致闭经的原因之一。有的人做了人流，伤到了内膜，就不来月经了，这种情况也较多见。有的人可能是做完人流，第2个月就不来月经了，有的人可能是10年，有的人可能是1年以后，还有的人可能是提前就进入更年期了。每个人的表现形式因为体质的不同而不同，我也见过有人做了12次人流，结果身体没有任何不适。这样的人，就说明身体这方面比较强悍。

我的治疗方案，当然是根据分析的现象对症治疗。与寒凉有关的闭经，我最常见的方子是温经汤，这是我治疗了很多例闭经，百用百灵的一个方子，而且只是时间的问题，有的人可能吃3个月有效，有的人吃5个月，有的人吃1年，各种情形的我都见过。只要确定她有宫寒的现象，就慢慢去调理，不能着急。因为宫寒不是一朝一夕得来的，它现在就像收缩和凝固的管道，要慢慢地用温热将它化开，使它膨胀打开，这需要时间和过程，所以大家不能着急。

如果是因精神压力造成的，且出现一些伴随症状，比如急躁易怒，比如有乳腺增生、乳腺纤维腺瘤、月经淋漓不尽，或者是来月经的时候头痛等，我用的方子主要就是柴胡剂。比如加味逍遥丸，或者配合桂枝茯苓丸、血府逐瘀丸等这一类柴胡剂。在疏肝活血化瘀的基础上来治疗这些疾病，这是我临床最常用的方子。这个治疗时间也是比较长的，有人可能需要两三个月。

用温经汤的时候，1个月只需要吃10天左右就可以了，1个月吃1次。但是调解情绪的药，我一般建议是连续性地吃，连着吃两三个月、三五个月，甚至有人要半年左右才有效果。在治疗的过程中，前提条件是你的情绪一定要达到最佳的状态。不要工作压力还是很大，每天还要忙碌碌的，这边又来找我调理，那肯定效果不是那么理想。这样的人往往很急躁，看个三五次、五六次的话，就很烦躁了："医生，怎么还不好啊？我怎么还没有效果啊？"有这种因为情绪带来闭经现象的人，劝诫你千万不要急躁，顺其自然一点，尽量调整自己的心理，这样自然而然就会来了。

因为脾虚而导致的闭经，首要就是健脾和胃，我主要是在参苓白术散的基础上，加点焦三仙，健胃消食。当脾胃强壮起来，吸收变好了，转化气血功能足了，月经自然而然就来了。假如是因为先天的，后天是不是就没法调理了呢？还是可以的，我主要是调理肾气。常用处方是在六味地黄丸的基础上加减，这也是我临床常用的一个方药。

因为人流损伤内膜造成的闭经，我在临床中发现，同样可以调理，且效果也还不错。我主要运用紫河车，当然要先辨证，是因宫

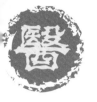
寒、情绪，还是肾气虚弱，在辨证的基础上再加上紫河车。紫河车对内膜有较好的修复作用，还能增长内膜。还有鹿胎膏，效果也是不错的。当然这个要是在医生的指导下去应用，效果就更好了。

以上就是我针对闭经的治疗方案，这是一个漫长的过程，大家不能急躁。

病例：

郑女士今年32岁，近两年月经不规律，月经延后，来诊时已经4个月没有来月经了，未孕。听郑女士自述，她近两年月经量都偏少，经常不到3天就结束了，而且，月经颜色偏暗。停经第2个月时，到医院做了多项检查，检查结果除雌激素水平较低外，没有其他问题，医生诊断为卵巢早衰。西医建议黄体酮干涉月经周期，但郑女士本人因为还未婚未育，不想过早激素治疗，遂来诊咨询，想通过中医调理。

郑女士舌淡苔薄白，脉沉细，面色苍白，四肢不温，腹软喜按。问诊过程中，我了解到郑女士平时特别喜欢吃水果，也喜欢喝冷饮，这两年明显觉得怕冷后，冷饮相对有所减少，但是夏天天热的时候，隔三岔五还是会喝。综合所有信息，我诊断是寒凝血瘀型的闭经，遂用方：

吴茱萸10克，人参10克，甘草10克，川芎10克，当归10克，半夏（法）10克，白芍10克，桂枝10克，生姜10克，牡丹皮10克，麦冬10克，阿胶10克（冲），10剂，水煎服。

同时，配合温针治疗，隔天1次，连续7次。我告诉郑女士，有可能用了这10剂药月经也不一定来，但是别着急，这个药方能整体改善她的状态，改善她寒凝血瘀的体质，身体慢慢调整好了，月经下来是迟早的事。同时，我也交代，从今天开始用药，这次10剂药吃完后，如果月经还没有来，下个月差不多时间再来复诊。

郑女士连续2个月，每次都是差不多时间来诊，每次来诊我都针对郑女士的情况，在原方上加减用药，每次都是10剂，同时配合温针。在第2个月药快用完时，郑女士的月经来了。在郑女士来月经后，我仍然在原方的基础上，让郑女士继续调理了3个月，每次都是在经前提前10~15天来诊。正常来经3次后，郑女士去做检查，雌激素有明显改善，虽然仍然偏低，但是已经达到正常值了。

月经病是一种很复杂的病，临床上根据患者的身体情况，有虚实之分。虚证主要由于经血生成障碍导致女性胞宫胞脉空虚，没有经血可出。临床针对这种情况，多以补血益气调经为主，如八珍汤加减。实证主要因为经血运行受阻，或经遂不通或气血瘀滞等原因导致胞宫胞脉不通，经血有但出不来。像郑女士的问题，就属于后者，所以我用药主要考虑活血散寒祛瘀，便在温经汤的基础上加减，以达到通经的目的。实际上，温经汤不单单用于闭经的调理，临床上，针对寒湿导致的月经量少、痛经等，都有很好的调理效果。

临床中，闭经还需要根据患者的情况考虑是否结合其他的相关检查，确定病因。有些病因解释起来比较复杂，患者理解起来也容易加重心理负担。所以，沟通中，我常跟患者类比，闭经就跟水龙头不出水是一样的道理。水龙头为什么不出水呢？无非是几点原因：第一，蓄水箱里没有水；第二，蓄水箱里有水，水管堵住了；第三，蓄水箱里有水，水管也没被堵住，但是水结冰了，流不出来。以上原因可能单独存在，也可能兼有存在。这样对应人体为什么会闭经，如何去预防就很好理解了。

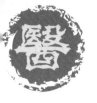

　　预防闭经，首先要做到的，就是饮食适宜，健康作息。熬夜、过食油腻、过度减肥、过度劳累等，都会慢慢消耗身体精气，时间久了，会从根本上损耗气血，尤其是小产、堕胎等，极度损伤身体，长时间气血不足，就会导致胞宫失养，出现月经量少、月经多血块、闭经等问题。其次，适当活动，心情舒畅。久坐不动或久卧不动，会影响人体血液循环，我建议多去慢跑，让子宫抖动和跳动起来，血液循环好了，功能就会慢慢恢复了，这块土地再生能力就会增强；思虑过多、情志不畅容易引起肝气郁结，气不行则血不行，就会出现月经量少、闭经、面部生斑等问题，因此我们不要把物质利益放在第一位，思虑过重，多去做自己喜欢的事情，要学会平静自己的内心。最后，常食温热食物，常保暖。过多嗜生冷，包括过食水果等，都会损伤人体阳气，久而久之，就会出现胃胀，月经量少、闭经，甚至不孕等问题。

　　现代女性的生活压力、工作压力都很大，再加上熬夜、嗜冷、过度减肥、过度劳累等不良生活习惯，很容易导致月经出现经期提前或推迟、量少、痛经，甚至闭经等问题。同时，由于月经与女性的生殖系统密切相关，一旦出现月经问题，尤其是闭经，就会引起女性焦虑，尤其是婚育阶段的女性。而焦虑的症状又会反过来加重女性内分泌失调，从而引起一系列亚健康的问题。因此，女性在生活中，尽量保持良好的生活习惯，如果发现月经不正常，建议尽早就医，及时了解自己的健康问题。

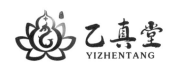

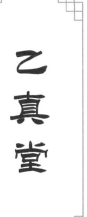

做百姓信赖的中医；
做老百姓家门口有温度的全科中医专家；
做社区连锁中医，服务社区，帮助老百姓解决疾苦；
传播中医文化，传承中医技术。

坐诊：周五

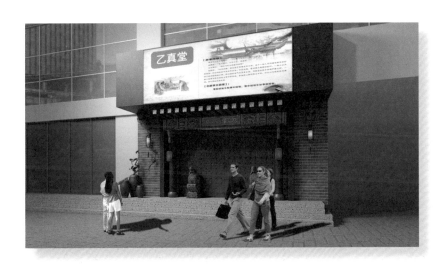

深圳五味中医馆

深圳五味中医馆位于深圳市龙岗区坂田街道雅园路手造文化街国粹区，占地面积1000余平方米，采用纯实木木质中式装修风格，为来诊朋友营造古色古香的就医环境。医馆本着"悬壶济世"的理念经营和管理，以中国传统中医学为基础，秉承厚德载物、仁术济世的精神，默默耕耘于望、闻、问、切与辨证施治之妙方良药的开拓与创新。通过运用以中医望、闻、问、切的诊断方法，配合中药饮片、中药制剂，以及中医传统疗法等中医特色的诊疗方式，为常见病、慢性病、疑难病、亚健康提供诊疗和调理，是集中医药医疗、预防、保健、康复为一体的特色中医馆。

坐诊：周二、周四、周六

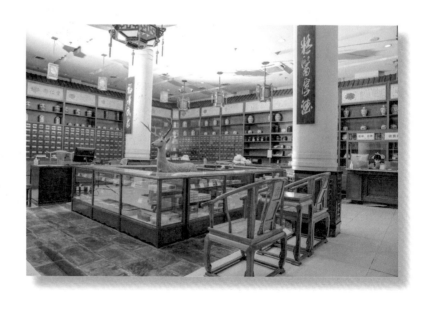

深圳九味堂

深圳九味中医门诊部成立于 2016 年，总部总经营面积近 4000 平方米，第一分部总经营面积近 800 平方米，医保定点单位，深圳市规模大、科室齐全的现代化民营中医门诊部，2019 年被评为"深圳中医药文化宣传教育基地"。九味堂秉承一切以患者为中心，以医务人员为核心，"专业、协作、品质、高效、进取、创新、传承、分享"为核心价值观，力求打造百姓信赖的中医品牌。门诊部内设有中医内科、针灸推拿科、妇科、儿科（小儿推拿）、肿瘤科、皮肤科、骨伤科、药剂科（中药房、煎药房、制剂室）、精品药房、影像检验等十大科室及辅助部门。未来力求打造全国乃至全球化的高、精、尖专科专病中医集团化企业。

坐诊：周一、周三、周日

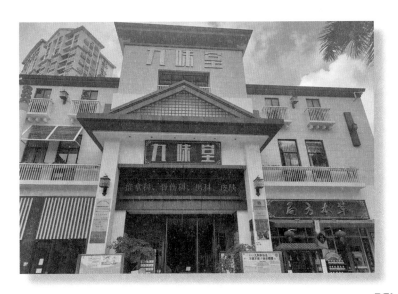